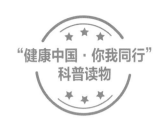

"健康中国·你我同行"
科普读物

女性健康
全周期攻略

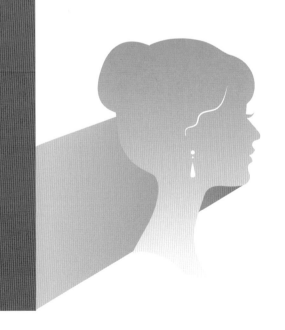

国家卫生健康委宣传司 组织编写

徐丛剑 主 编

人民卫生出版社
·北 京·

图书在版编目（CIP）数据

女性健康全周期攻略／国家卫生健康委宣传司组织
编写；徐丛剑主编. —北京：人民卫生出版社，
2024.3
ISBN 978-7-117-36110-1

Ⅰ.①女… Ⅱ.①国… ②徐… Ⅲ.①女性－保健
Ⅳ.①R173

中国国家版本馆 CIP 数据核字（2024）第 054302 号

女性健康全周期攻略
Nüxing Jiankang Quanzhouqi Gonglüe

策划编辑	庞　静　杨　帅　　责任编辑　庞　静　杨　帅
数字编辑	杜鱼田　张嘉琳
书籍设计	尹　岩　梧桐影
组织编写	国家卫生健康委宣传司
主　　编	徐丛剑
出版发行	人民卫生出版社（中继线 010-59780011）
地　　址	北京市朝阳区潘家园南里 19 号
邮　　编	100021
E - mail	pmph @ pmph.com
购书热线	010-59787592　010-59787584　010-65264830
印　　刷	北京顶佳世纪印刷有限公司
经　　销	新华书店
开　　本	710×1000　1/16　　印张:15.5
字　　数	173 千字
版　　次	2024 年 3 月第 1 版
印　　次	2024 年 4 月第 1 次印刷
标准书号	ISBN 978-7-117-36110-1
定　　价	75.00 元

打击盗版举报电话	010-59787491	E- mail	WQ @ pmph.com
质量问题联系电话	010-59787234	E- mail	zhiliang @ pmph.com
数字融合服务电话	4001118166	E- mail	zengzhi @ pmph.com

出版说明

党的二十大报告指出，把保障人民健康放在优先发展的战略位置，完善人民健康促进政策。习近平总书记强调，健康是幸福生活最重要的指标，健康是1，其他是后面的0，没有1，更多的0也没有意义。

普及健康知识，提高健康素养，是实践证明的通往健康的一条经济、有效路径。国家卫生健康委宣传司、人民卫生出版社策划出版"健康中国·你我同行"系列科普读物，初心于此。

系列科普读物的主题最大程度覆盖人们最为关心的健康话题。比如，涵盖从婴幼儿到耄耋老人的全人群全生命周期，从生活方式、心理健康、环境健康等角度综合考虑健康影响因素，既聚焦心脑血管疾病、癌症、慢性呼吸系统疾病、糖尿病、传染病等危害大、流行广的疾病，也兼顾罕见病人群福祉等。

系列科普读物的编者是来自各个领域的权威专家。他们基于多年的实践和科研经验，精心策划、选取了广大群众最应该知道的、最想知道的、容易误解的健康知识和最应掌握的基本健康技能，编撰成册，兼顾和保证了图书的权威性、科学性、知识性和实用性。

系列科普读物的策划也见多处巧思。比如，在每册书的具体表现形式上进行了创新和突破，设置了"案例""小课堂""知识扩展""误区解读""小故事""健康知识小擂台"等模块,既便于读者查阅,也增加了读者的代入感和阅读的趣味性及互动性。除了图文,还辅以视频生动展示。每一章后附二维码,读者可以扫描获取自测题和答案解析,检验自己健康知识的掌握程度。此外,系列科普读物作为国家健康科普资源库的重要内容,还可以供各级各类健康科普竞赛活动使用。

每个人是自己健康的第一责任人。我们希望,本系列科普读物能够帮助更多的人承担起这份责任,成为广大群众遇到健康问题时最信赖的工具书,成为万千家庭的健康实用宝典,也希望携手社会各界共同引领健康新风尚。

更多该系列科普读物还在陆续出版中。我们衷心感谢大力支持编写工作的各位专家!期待越来越多的卫生健康工作者加入健康科普事业中来。

"健康中国·你我同行"!

专家指导委员会

2023 年 2 月

前言

　　妇女儿童健康是全民健康的基石，是衡量社会文明进步的标尺，是人类可持续发展的前提和基础，在医疗卫生工作中自然占据着战略性、基础性和全局性的核心地位。女性健康关系着出生人口素质、家庭关系，也代表着全社会的健康水平。

　　《"健康中国2030"规划纲要》中明确要求，要突出解决好妇女儿童、老年人、残疾人等重点人群的健康问题；《中国妇女发展纲要（2021—2030年）》更是将"妇女全生命周期享有良好的卫生健康服务"作为主要目标之一，呼吁关注女性的健康需求，确保女性获得高质量、有效率、可负担的医疗和保健服务。在党和国家的高度重视和统筹推进下，我国的妇女健康水平不断提升、妇女健康友好环境不断完善。

　　与之相对应的，普及妇产科领域健康知识的重要意义也被提到了前所未有的高度。健康命题纵贯一生，自一位女性呱呱坠地开始，无论是婴幼儿、青少年时期，还是育龄期、产后期，又或者是绝经后、老年期，都可能面临妇科疾病的困扰。因此，在"大健康"理念的引领下，树立女性全生命周期健康理念，提升女性个人健康素养，促进女性生殖健康知、信、行的改变，有助于前移疾病诊治关口，降低女性常见病的发病率。

基于此，本书从女性最关心的饮食、运动等日常保健入手，既有围绕月经展开的种种话题，也有普及性的健康与避孕知识，藉此帮助女性解决生活中的困扰；既和广大孕产妇共同分享痛并快乐着的幸福，也帮助更年期女性优雅从容地走过充满收获的"秋季"时光。为了帮助女性预防或者更早期地发现疾病，本书专辟一章详细阐述常见妇科疾病，以"治未病"的理念，从"未病先防""既病防变"和"病后防复"三个方面分别作出了针对性的健康指导。

本书打通了女性相关疾病的三级预防体系，从女性加强自身健康的实际需求出发，既有正面建议，又有误区辟谣。接地气的阐述避开了晦涩枯燥的说教，力图在潜移默化中帮助女性建立正确的健康观。

可以说，这是一本为女性量身定制的健康指南。在撰写中，我们依托复旦大学附属妇产科医院强大的学科实力，参考各类指南及前沿学术成果，以保证这本"指南"的权威性与科学性。同时，为了增加内容的可读性，我们力邀妇产科科普专家倾情加盟，以更轻松的笔调、更有趣味的阐述，力求实现科普效果最大化。

每一位女性都是独一无二的似锦繁花，而健康是让这份美丽完美绽放的基石。愿本书能成为广大女性读者的良伴，无论何时何地，全方位守护您的健康。

徐丛剑

2023 年 12 月

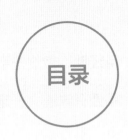

目录

女性日常保健

与月经的"爱恨情仇"

性健康与避孕
——爱自己与保护自己

孕育——痛并快乐的幸福

从容走过时光，优雅度过更年期

令人困扰的妇科疾病

女性

日常保健

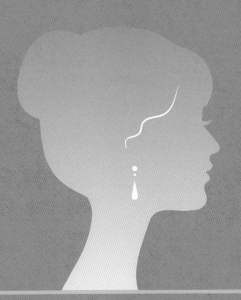

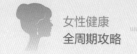

女性保养有什么保健品

　　28岁的小林工作繁忙，熬夜加班是常态。上班不到一年，痘痘、黑眼圈蜂拥而至，甚至大把地掉头发，把小林郁闷坏了。在朋友的推荐下，小林采购了几款排毒养颜、益气补血的保健品，每天定时服用。一段时间下来，小林觉得确实有点效果，皮肤光滑了，精神也好多了。可是小林的月经却越来越不正常，不仅有时不规律、经量大，还会痛经。去医院一检查，居然被诊断为多发性子宫肌瘤。小林崩溃大哭，自己这么年轻，怎么得了这种病呢？

 小课堂 ● ● ● ● ● ● ● ● ● ● ● ●

1. **保健品是食品还是药品呢**

　　保健品是保健食品的通俗说法，是一种具有特定的保健功能或者以补充维生素、矿物质为目的的食品，不以治疗疾病为目的，只适合特定的人群食用。它们不是药品。

2. **保健食品有哪些种类**

　　保健食品经过科学验证的保健功能，有增强免疫力、抗氧化、减肥、促进生长发育、缓解体力疲劳等。常见的分类包括维生素和矿物质补充剂、蛋白质补充剂、膳食纤维补充剂、益生菌、鱼油、植物提取物等。

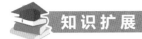 知识扩展

1. **女性适合吃保健品吗，有选择清单吗**

女性从青春期到更年期，身体经历了一系列变化和调整。在不同的阶段，满足特殊的生理需求对女性的健康和提高生活质量至关重要。以下是一些常见的女性保健食品。

（1）铁元素补充剂：女性在月经期、妊娠期和哺乳期对铁元素的需求较高。若铁元素摄入不足，极易导致体内铁缺乏和贫血的发生。成年女性（18～49岁）铁的推荐摄入量为20mg/d；孕妇孕早期、孕中期和孕晚期每日铁的推荐摄入量分别为20、25、29mg；哺乳期铁的推荐摄入量为24mg/d（《中国居民膳食营养素参考摄入量（2023版）》）。因此，女性可以适度增加含铁丰富食物的摄入，或使用铁元素补充剂来满足营养需求。

（2）钙元素补充剂：在青春期时，适当补充钙元素有助于促进身体发育。而在妊娠期补钙，则能预防孕妇出现抽筋的情况，并促进胎儿的健康生长发育。此外，随着更年期激素水平的下降，女性骨质疏松的风险会增加。成年女性（≥18岁）钙的推荐摄入量为800mg/d（《中国居民膳食营养素参考摄入量（2023版）》）。

（3）维生素D补充剂：最新研究表明，维生素D与多种女性生殖系统疾病密切相关，在调节女性生殖健康方面发挥重要作用。另外，维生素D有助于钙的吸收和利用，对维持骨骼健康至关重要。室外活动较少、阳光暴露不足，容易导致女性维生素D缺乏。建议适量晒太阳，摄入含维生素D的食物或服用维生素D补充剂。18～64岁的女性维生素D的推荐摄入量为10μg/d，老年女性维生

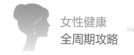
素 D 的推荐摄入量为 15μg/d（《中国居民膳食营养素参考摄入量（2023 版）》）。

需要注意的是，在选择和使用保健品时应谨慎，要先了解自己的健康状况和需求，最好在医生或专业人士的指导下选择适合自己的保健品，并遵循正确的使用方法和剂量。同时，注意均衡饮食和健康的生活方式也是女性保养的重要方面。

2. 保健品可以长期吃吗，有副作用吗

不建议长期使用保健品。若盲目服用，可能导致维生素中毒或矿物质过量摄入，不利于身体健康。此外，为抓住女性追求健康和美丽的心理，市面上很多标榜减肥、祛斑、美白、抗衰老等功效的产品通常都含有雌激素，长期服用可能导致女性出现便秘、月经失调，严重的话甚至可能导致子宫肌瘤、不孕症，以及乳腺癌等疾病的发生。

 误区解读

保健品能当饭吃

错误。保健品应当被视为饮食的辅助而非替代品。在日常生活中，我们应以均衡的饮食为基础，保证食物种类多样化，以满足身体所需的各种营养素，有助于维持正常生理功能。

"宫寒"可加速衰老

李女士每年冬天都穿着呢大衣、小皮裙搭配及膝靴，美丽但"冻人"。最近她感到自己身体的衰老迹象越来越明显，总是容易感到手脚冰凉、腰酸腿痛，月经不规律且痛经严重，甚至还出现了皮肤干燥、疲劳和记忆力下降等问题。通过朋友的推荐，李女士最终决定寻求中医的帮助。医生在问诊、面诊后，结合李女士的生活习惯，告诉李女士，她这样的情况属于"宫寒"。

 小课堂 ● ● ● ● ● ● ● ● ● ● ● ● ● ● ●

1. 什么是"宫寒"

"宫寒"是中医学名词。"宫"意为"胞宫"，泛指女性内生殖器官（子宫、输卵管、卵巢）及其功能。"寒"在中医中分为"实寒"和"虚寒"，前者指因贪凉涉水、喜食寒凉食物、受大自然寒邪侵袭等，而招致外来之"寒"侵入人体，停滞在人体的经脉脏腑之中（包括"胞宫"）。"虚寒"多是由于人体脾肾阳虚，无法正常运化水湿，而使寒凉之气停滞在人体经脉脏腑之中。因此，广义的"宫寒"，即由于外来之寒邪或者是人体脾肾阳虚所生之内寒停滞在女性胞宫，使胞宫的功能受损而发生的一系列疾病的统称。

2. "宫寒"的表现有哪些

"宫寒"可以因为不同的原因和女性所在不同阶段，比如月经

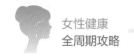
期、妊娠期、哺乳期等出现不同的表现。女性最直观的表现多为月经异常，比如痛经、经量减少、经期延长、经期腹泻等；如果女性处在怀孕时期，可能会出现先兆流产等情况；"宫寒"的女性还经常出现手足发凉、腰酸腿痛、大便稀溏、皮肤干燥、容易疲劳等情况。

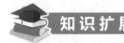 知识扩展

1. "宫寒"加速衰老

女性的衰老是一个复杂的生物学过程，受到多种因素影响，"宫寒"是其中之一。"宫寒"主要影响女性的生殖系统，影响血液循环、生殖激素的分泌以及子宫内膜的脱落新生，导致月经失调、经期疼痛等问题。血液循环不畅可能会影响营养物质和氧气的供应，进而导致皮肤老化、体力下降、精力不足、记忆力下降等身体状况，破坏女性的生殖功能和内分泌平衡，加速衰老的进程。

2. 怎样预防"宫寒"

"宫寒"的发生其实与生活习惯密切相关，通过改变生活方式一定程度上可以减少"宫寒"的发生。首先，可以调整饮食习惯，少吃或不吃性寒的食物，如西瓜、黄瓜、绿豆、苦瓜等；多吃一些补气暖宫的食物，如核桃、枣、花生、虾、栗子等。其次，还要注意保暖，避免下半身受凉，尤其是小腹、腰部和双脚，春夏之交不要过早暴露双腿。再次，要调整正常作息，不要日夜颠倒、熬夜等。同时，多运动可以加速血液循环，提高身体免疫力，改善体质。

3. 暖宫食物有哪些

暖宫食物有很多种，一般都具有温补的作用。姜：具有温热的性质，可促进血液循环，有助于暖宫，可以煮汤、煲粥或用来炒菜。红枣：富含铁和维生素C，有助于补血和调理经血，可以直接食用或与其他食材一起煮汤或煲粥。黑豆：富含蛋白质、维生素B和铁，有助于补血和调理经血。可以煮熟后食用，或加入炖汤中。黑芝麻：富含蛋白质、维生素E和铁，有助于补血和滋养子宫，可直接食用，亦可研磨成粉末，加入糕点、粥或汤中食用。红糖：具有温热的性质，常用于调理经血，可入粥、炖汤或用来制作糕点等。除此之外，暖宫食物还有核桃、花生、羊肉、鸡肉、鳝鱼、虾、海参、栗子、木瓜、桂圆、枸杞等。

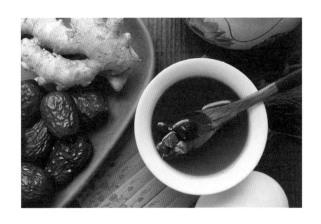

 误区解读

"宫寒"会不孕

不孕症是一个复杂的问题，涉及多个因素，"宫寒"虽然是可能导致不孕的因素，但并不是唯一的原因。女性卵巢的排卵功能、

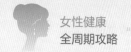
输卵管通畅程度、子宫结构和内膜厚薄，以及男性精子质量等，都会对不孕产生影响。备孕失败的女性需要及时去医院进行进一步检查，全面评估，积极寻找并解决问题。

暖宫食物有哪些

越吃越年轻的宝藏食物
——天然含有孕酮的食物

凯特今年 34 岁，是一名职场女性，每天的工作压力非常大，这导致她的月经最近一段时间变得紊乱。原本 28 天的周期缩短至 20 天左右，月经量偏少、色暗黑，平时还怕冷、腰酸，这让她开始感到担忧和焦虑。为了解决这个问题，凯特决定去医院就诊。医生在给她做了妇科检查、超声和内分泌测定后，告诉凯特，她这种情况属于黄体功能不足。

 小课堂 ·············

1. 什么是黄体功能不足

黄体功能不足是指月经周期有卵泡的发育及排卵，但在释放卵子后孕激素分泌不足或者黄体过早衰退，导致黄体功能不足，引起子宫内膜分泌反应不良和黄体期缩短。可由多种因素造成：卵泡期卵泡发育缓慢，雌激素分泌减少；排卵黄体发育不全，孕激素分泌减少等。此外，初潮、分娩后、绝经过渡期等也可导致黄体功能不足。

2. 孕酮及其对女性的重要性

孕酮又称黄体酮，是一种类固醇激素，主要由卵巢黄体细胞和胎盘分泌。它能够调节月经周期，维持子宫内膜稳定性，维持妊娠状态，并具有镇静、利尿的作用。

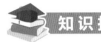 知识扩展 /////

1. 黄体功能不足的原因

正常女性孕酮减少的原因有很多种，比如卵巢功能衰退、卵巢囊肿、卵巢手术史、多囊卵巢综合征、排卵功能障碍、黄体功能不足等；也可能因为全身内分泌紊乱，比如肾上腺、甲状腺功能严重失调或胰岛素抵抗等；女性长期处于高压、焦虑、紧张或其他应激状态，加上饮食不规律、缺乏运动均可能造成黄体功能不足。

2. 孕酮不足可以吃哪些食物补充

生活中其实有许多富含孕酮的食物，女性可以适当多吃一些。黄豆：富含优质蛋白、大豆异黄酮。柠檬：富含钙、铁、钾、维生素、有机酸、柠檬酸等，能抗氧化、促进新陈代谢，同时含大量天然孕酮，日常可泡水饮用。菠菜：富含铁、叶酸、维生素和膳食纤维等营养素，可以促进孕酮的合成，但菠菜草酸含量多，影响铁的吸收，食用前须沸水焯熟。海带：富含孕酮、矿物质和蛋白质，能补充身体所需的微量元素，促进雌激素的分泌，维持内分泌系统稳定性，调节和平衡血液的酸碱值。坚果：含有大量磷脂，常吃坚果能够补充孕酮，其含有的不饱和脂肪酸对平衡激素水平有一定的作用；坚果还能促进大脑发育，延缓衰老。鹌鹑蛋：富含维生素 A、

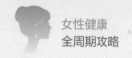
维生素 B_1、维生素 B_2、卵磷脂、赖氨酸、蛋白质，以及钙、铁、磷等矿物质，含有身体所需的孕酮，可促进激素分泌，保护子宫和卵巢。其实在日常生活中，还有很多食物对女性养护有重要价值，可以维持女性生殖和内分泌系统稳定，如黑米、胡萝卜、鱼、芹菜、黑豆等。

月经期间吃什么好

　　每个月月经造访的那几天，小丹就会各种不舒服，不是腰酸腹痛，就是心情烦躁……小丹的老公总会贴心地为她准备热红糖水，说女性在月经期喝红糖水能补气血、缓解痛经。可是红糖水的功效貌似不太稳定，有时候有用，有时候没用。红糖水真的是"女性专属保护水"吗？月经期间到底适合吃啥呢？

 小课堂 ·············

1. 月经期需要通过大补来排毒血、污血吗

　　月经是女性的一个正常生理现象。经血主要为子宫内膜脱落后小血管断裂出血，和我们全身血管里流淌着的正常血液一样。因此这些血不是"毒血"，也不是"污血"。女性在正常经期是不需要大补的，如果月经量过大，在经期可适当增加营养，但应忌大补，否则有可能适得其反。

2. 月经期适宜吃的食物

　　（1）富含蛋白质的食物：月经期免疫力下降，易诱发感染和其他疾病，这个阶段优质蛋白的摄入较为重要。成年女性蛋白质推荐摄入量为 55g/d（《中国居民膳食营养素参考摄入量（2023版）》）。研究显示，与不吃奶制品的人群相比，每天保证一定量奶制品摄入的女性痛经和相关症状明显减少。

（2）含铁量高的食物：铁是人体健康所必需的微量元素之一，是人体血红蛋白合成的重要元素。正常育龄期女性月经铁丢失量可达 20mg/月，若摄入不足或月经过多，极易导致铁缺乏与贫血的发生。由于铁主要通过膳食补充，因此月经期要进食富含铁的食物。成年女性（18～49岁）铁的推荐摄入量为 20mg/d（《中国居民膳食营养素参考摄入量（2023版）》）。

3. 月经期不适宜吃的食物

月经期通常不用特定限制食物，不过如果某些食物，比如油炸、熏烤、腌制的食物或生冷、辛辣、刺激的食物，吃了之后可能会增加经期不适感，如痛经加重、胸部胀痛、痘痘增多等，则建议不吃。此外，尽量避免饮酒。如果没有增加不适感，适量进食一些也是可以的。

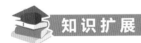 知识扩展

1. 富含优质蛋白的食物有哪些，每天吃多少呢

鸡蛋、牛奶和奶制品、肉类、大豆都是优质蛋白的良好来源。蛋类中各种营养成分比较齐全，营养价值高，对一般人群而言，每天吃一个鸡蛋不会增加心血管疾病的发病风险。《中国居民膳食指南（2022）》推荐 1 个鸡蛋（相当于 50g 左右）/d，吃鸡蛋不能丢

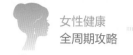

弃蛋黄。此外，奶及奶制品推荐摄入 300 ~ 500g/d。

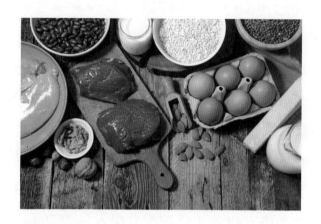

2. 膳食中如何补充铁

膳食中的铁可分为血红素铁和非血红素铁两种。动物性食物含有丰富易吸收的血红素铁，主要来源为动物肝脏、动物全血及动物瘦肉等，建议每天摄入动物性食物 120 ~ 200g。需要注意，动物肝脏的胆固醇和嘌呤含量较高，高血脂、痛风人群要少吃。蔬菜中的非血红素铁生物利用率低且需要维生素 C 促进其吸收。因此，一般情况下推荐选用动物性食物进行补铁。

 误区解读

1. 月经期畅吃不胖

有研究者对月经周期的不同阶段做了观察试验，对比了女性在月经周期的不同阶段，进行相同强度运动时，身体的能量消耗、氧耗水平等参数的变化。结果显示，在相同运动强度下，身体内的能量消耗和氧耗水平等基本相似，和是否处于月经期并没有明显相关性。也就是说，月经期如果进食过多，摄入过高的热量也会转化为脂肪。所以月经期一定要注意饮食，大吃特吃也是会发胖的哦！

2. 喝红糖水补血

红糖的主要成分是蔗糖，也含有少量葡萄糖和果糖，总含糖量高达 96.6%，含铁量为 2.2mg/100g。红糖不仅含铁量低，而且其所含铁属于非血红素铁，吸收率也低。依靠红糖来满足人体对铁的需求是不够的，单纯用红糖来进行补血也是不科学的。

月经期的饮食

让你科学变美的小习惯

小恬今年刚成为知名互联网公司的一名软件工程师，工作充满了干劲，经常废寝忘食，中饭、晚饭也都是点外卖草草解决。一转眼半年过去，终于迎来了国庆假期。约上好久不见的闺蜜准备出门放松，小恬却发现美美的小裙子居然已经穿不上了，抬头照照镜子，面颊暗沉，下巴上的痘痘也蠢蠢欲动，难得闲暇的好心情一下没了。工作是干得风生水起，小恬却心中犯愁，怎么才能变得元气满满呢？我们一起来看看有什么科学变美的小习惯。

 小课堂

1. "精打细算"，吃得健康很重要

要漂亮，延缓衰老，吃得健康很重要。对于办公族来说，

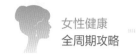

建议多吃富含纤维的食物，例如蔬菜、水果、豆类、坚果、燕麦/全麦谷物。养成看营养成分标签的习惯，就可以快捷地了解食物中具体的膳食纤维含量。推荐每日摄入膳食纤维 25～36g；同时要保障优质蛋白的摄入，包括鸡肉、鱼肉、蛋类、豆制品、坚果。

除了"多吃"，还要"少吃"。市售的烘烤食品多含反式脂肪，会升高胆固醇水平、增加心脏病风险。建议限制摄入精加工的谷物或减少食用甜食，例如香香的白米饭、松软的吐司面包等。也别忘了尽量对运动饮料、奶茶等含糖饮料说"不"。针对大家离不开的提神伴侣——咖啡和茶，目前大量研究支持摄入低至中等量的咖啡因不太可能影响女性的受孕能力及妊娠：咖啡因含量 < 200mg/d 是目前公认相对安全的范围。由于女性代谢酒精的速度一般较慢，我们应该尽量避免饮酒。

2. "未雨绸缪"，坚持运动"储存"骨量

骨质疏松症是一种常见疾病，会导致骨骼容易断裂（骨折）。女性绝经后由于雌激素水平降低，患骨质疏松症的风险较高。大多数人在 30 岁前达到一生中骨量的最大值后，就开始了缓慢的骨丢失。而骨丢失引起的骨骼退变大多不可逆，故应防患于未然。运动可以提高绝经前女性的骨量，帮助维持绝经女性的骨密度，从而降低骨折风险。此外，运动还能增强肌力、提升平衡性、改善仪态。为了给我们的骨量"银行"存够钱，建议每周锻炼 3 次，每次至少 30 分钟。具体而言，许多运动都很有效，包括抗阻训练、慢跑、跳跃和步行等。选择自己喜欢的方式定期运动并长期坚持更加重要。此外，保证每天摄取 1 000mg 的钙和 15μg 的维生素 D 对帮助

维持骨密度也至关重要（绝经后女性建议提高至 1 200mg 钙和 20μg 维生素 D ）。

 知识扩展

1. **了解自己，定期体检**

知己知彼，为了帮助小恬和我们自己保持元气满满的状态，十分有必要定期了解自己的身体状况。健康女性建议进行年度妇科 B 超、乳腺 B 超的体检，及时发现及监测潜在无症状的子宫肌瘤、卵巢囊肿、乳腺结节等。有妊娠计划的女性则需要进一步关注自己的月经周期、甲状腺功能、生殖和内分泌激素等。而围绝经期的女性，还应进行骨密度检测。

2. **保护自己，接种 HPV 疫苗**

宫颈癌是女性最常见的癌症之一，接种人乳头瘤病毒（human papilloma virus，HPV）疫苗能够安全预防持续性 HPV 感染所致的宫颈癌，造福女性。接种疫苗会降低宫颈癌的风险，但并不能完全预防或消除宫颈癌。因此，有性生活的女性仍应在医生的指导下定期进行宫颈癌的规范筛查。

3. **爱自己，才美丽**

笑一笑，十年少。对女性来说，我们的神经内分泌系统"下丘脑 - 垂体 - 卵巢轴"十分敏感。长期情绪不良或压力应激将直接影响子宫、卵巢和乳房的健康，也会由内而外地影响我们的美貌。有意识地借助自己喜欢的方式，调节舒缓情绪，保持愉快心情也是变美的重要学问。

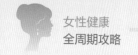

为什么说睡美容觉对女性很重要

　　丹丹平时工作很忙，经常加班到深夜。结束一天的工作，躺在床上回复完同事的消息，终于可以休息了。没想到"明明很困，却怎么都睡不着"，第二天，丹丹只能顶着熊猫眼上班了。好不容易熬到周末，丹丹觉得身心俱疲，决定哪里也不去，早早吃了午饭就躺在沙发上呼呼大睡。一觉醒来，太阳早已落山。丹丹无奈地摇摇头，看来今晚又是一个难眠之夜了。日复一日，丹丹每天都无精打采，看起来似乎都变老了。"到底应该怎么睡？"丹丹迷茫了。

 小课堂 ● ● ● ● ● ● ● ● ● ● ● ● ●

1. 睡眠对女性有多重要

　　睡眠是给身体"充电"的过程，可帮助我们保持最佳的身体状态、心理和精神的健康并提高免疫力。无论男女，长期睡眠不足都会导致许多不良后果，包括工作失误、生活质量下降、心血管疾病风险增加以及肥胖。对于女性而言，长时间的熬夜会导致自然流产的风险增加约20%。由于其打破了人体的生物钟，加上工作导致的疲劳和压力，长此以往还可能导致绝经年龄提前。

2. 哪些情况属于"睡不好"

　　为了保障睡眠健康，推荐 18 ~ 60 岁的成年人每晚常规应该进行 ≥ 7 小时的睡眠。当然，对睡眠的需求个人差异较大，天生觉少的人每晚只需不到 6 小时即可获得充足休息。我们可以对睡眠质量进行自我评估：如果醒来后没有起床困难，睡得踏实，睡醒后精神满满，白天也完全不需要小睡，那睡眠时间不足 7 小时也不用过分紧张。但是，如果因睡眠时间不足导致疲劳、烦躁、注意力不集中，则应该增加睡眠时长。如果因为工作、学习或者个人的因素不得不晚睡，或工作日就寝时间长期处于半夜或凌晨，则属于显著的睡眠延迟，即睡得太晚。此外，如果存在入睡困难、维持睡眠困难或晨间早醒并且难以再次入睡，则称为失眠。如果每周出现至少 3 次失眠症状，持续至少 3 个月，则已达到慢性失眠的标准。相较于男性，女性更易受到失眠的困扰。尤其是围绝经期的女性，由于激素水平的波动，更是失眠的高危人群。

 知 识 扩 展

1. 为什么我白天总是犯困

像丹丹这样白天无精打采，老是犯困嗜睡的年轻人其实不少。其中很多人是因为养成了不良的睡眠习惯，例如夜间睡眠时间不足，或者睡眠不规律。此外，也有一些人可能存在睡眠相关的疾病，如在肥胖人群中较常见的为睡眠呼吸暂停，即睡眠中出现短时间的呼吸停止。这类患者在睡眠中经常会出现呼吸暂停、大声打鼾或睡眠断断续续、辗转反侧，并伴有起床后的头疼。还有一部分人，例如甲状腺功能减退的患者，或者抑郁症的患者，也会出现白天嗜睡的情况。因此，如果总是感觉白天犯困，并且影响正常的工作和生活，也要记得寻求医生的帮助，明确原因。

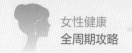
2. 有哪些良好的睡眠卫生习惯

我们大脑内存在一个叫"松果体"的小腺体，它分泌的褪黑素有助于建立我们的睡眠觉醒周期。即使是周末，也推荐维持同一时间入睡和起床。作息一致会让睡眠变得更容易。此外，褪黑素分泌受光线的影响，一般平时睡眠开始前约 2 小时在昏暗环境中褪黑素开始升高。保持卧室昏暗、凉爽、安静，并减少手机、电脑或电子书的使用对获得充足、优质的睡眠有所帮助。当然，通过定期锻炼也会改善睡眠，但尽量不要在睡前进行剧烈活动。如果晚上睡不好，大家可以尝试白天不要小睡，特别是在傍晚的时候不要打盹；实在太困，也建议将小睡的时间控制在 20 分钟内。喜欢喝咖啡或茶的女性，建议尽量在早晨饮用，不要在晚上和睡前饮用。而对于围绝经期的女性，这些调整生活方式的习惯也能有效改善睡眠。培养良好的睡眠习惯对获得充足、优质的睡眠至关重要。

最适合女性改善盆底功能的运动方式

李女士和朋友聚会时，打了一个喷嚏，就尿湿了裤子，尴尬极了，从聚会上"落荒而逃"。很多女性在分娩后，常常会在咳嗽、打喷嚏、笑或运动时不自主地漏尿。这是为什么呢？怎样避免这种情况发生呢？

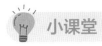 **小课堂**

1. 为什么会发生漏尿

女性漏尿往往是盆底肌松弛、盆底功能障碍引起的。究其根源，主要有三大原因：第一是由分娩过程中盆底肌肉的拉伸和损伤导致的；第二，年龄增长和雌激素水平降低也会导致盆底肌肉收缩能力下降、盆底韧带松弛萎缩；第三，长期便秘、肥胖、慢性咳嗽导致腹腔压力长时间增加，也会增加盆底肌损伤。

2. 怎样避免这种情况的发生

首先，产后女性可以选择进行盆底肌锻炼。盆底肌锻炼是一种简单而有效的方法，可以通过收缩和放松盆底肌肉来增强其力量和灵活性。这种锻炼可以在任何时间和地点进行，无需额外的器械。产后女性可以尝试多种运动锻炼盆底肌肉，比如凯格尔运动、桥式运动、有氧运动（步行、游泳）等。

产后女性还可以选择进行瑜伽或普拉提等练习。这些练习可以帮助提高身体的灵活性和平衡能力，同时也可以加强核心肌群和盆底肌肉。产后女性可以选择参加专门为产后康复设计的瑜伽或普拉提课程，以确保正确的姿势和动作。在开始任何运动计划之前，应该咨询医生或专业的康复师，以确保选择适合自己的运动方式，避免过度劳累或不适。

平时如果有慢性咳嗽、便秘的情况，应寻求专业医生的帮助，及时治疗。此外，体重得控制好，大多数超重或肥胖对健康不利。

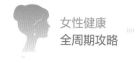

 知识扩展

1. 凯格尔运动

这是一种常见的盆底肌锻炼方法。首先，找到盆底肌肉，就像你在憋尿时所做的那样。然后，收缩这些肌肉并保持 5 秒，然后放松 5 秒。重复 10 次，每天进行 3 次。如果实在找不到这种锻炼的感觉，也可以买凯格尔运动专用的阴道哑铃，不过阴道哑铃在放置前和取出后一定要注意清洗和消毒。

2. 桥式运动

躺在地板上，双腿弯曲，双脚平放在地上。然后，用臀部和腹肌的力量将臀部抬离地面，直到身体形成一条直线。保持这个姿势 5 秒，然后慢慢放下。重复 10 次，每天进行 3 次。

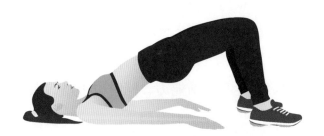

 误区解读

盆底肌肉损伤是分娩时的拉伸导致的，所以剖宫产就好了

怀孕时，子宫随着宝宝的增大而增大，重力作用对盆底肌肉造成不同程度的损伤，导致盆底支持结构减弱。此外，孕期雌、孕激素水平很高，在激素的作用下，盆底韧带和阴道组织都会变得更加

松弛，为分娩做准备。所以，盆底功能障碍与怀孕本身关系最大，剖宫产并不能避免这个损伤。为了减少盆底功能障碍的发生，在孕期和产后，应该在专业医生指导下，尽早开始预防和康复措施，比如控制宝宝体重，避免巨大胎儿；合理进行凯格尔运动；进行产后盆底肌评估训练等。

胸大容易得乳腺癌吗

门诊来了一个胸部非常丰满的姑娘，她咨询医生，自己胸太大了，好怕得乳腺癌，好羡慕胸小的女性，肯定不容易得乳腺癌。这个姑娘认为，体积越大，出问题的范围和"机会"就越大。嗯，听起来好像没毛病。难道乳房的大小和乳腺癌有关？

 小课堂

1. 为什么有的人胸大，有的人胸小

我们先来看看乳房的结构，乳房内部是由结缔组织、乳腺腺体、脂肪组织、血管以及神经等构成的。其中最主要的构成部分是脂肪组织与乳腺腺体。腺体大约占 1/3，而且无论胸大胸小，其腺体量都差不多。因此，决定胸大还是小的，主要是脂肪的含量。

2. 胸部尺寸和乳腺癌有关吗

在所有的乳房组织中，腺体是最可能发生癌变的，所以称之为乳腺癌，包括脂肪在内的其他组织癌变风险非常非常小。这样看起来，胸大的女性患乳腺癌的概率并不比胸小的女性大。

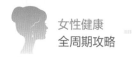
最近的一项研究评估了乳腺癌患者和同年龄段没有乳腺癌女性的数据。结果显示，致密型乳腺的女性更容易得乳腺癌，乳腺密度可能是癌症风险的重要指标。在中国，超过半数的女性具有致密型乳腺，且致密型乳腺在胸小的女性中更为常见。说到这里，胸小的朋友们又要开始担心了。其实，乳腺癌的发生是多种因素相互作用的结果，单一地讨论胸大胸小是没有意义的。

 知识扩展

1. 乳腺癌的发生是多种因素相互作用的结果

乳腺癌的病因研究并不透彻，但目前比较公认的高危因素很多，比如大家比较熟知的，有乳腺癌家族史、卵巢癌家族史的女性患乳腺癌的风险更高；晚生育或没有生育的女性发病率要高些；反复人工流产以及产后未哺乳的女性乳腺癌的发病率要高些。另外，乳腺因各种原因多次接触放射线者，其不典型增生的发病率要高些。很多女性需要长期补充外源性激素，比如口服避孕药或激素替代治疗，或者滥用含有激素的保健品，都可能增加乳腺癌发病风险，补充激素需要在医生的指导下进行。除此以外，在饮食方面，高脂肪、高蛋白、高热量饮食会增加乳腺癌发生的危险，肥胖或过多摄入脂肪的人容易患乳腺癌；不良的生活方式，包括吸烟和熬夜，都会增加乳腺癌的发病率。

2. 乳房大或者小只是在乳腺检查的选择方面有一些差别

一般来说，我们推荐的乳腺检查，包括每月一次在家就可以进行的乳腺自查；适合所有人群的乳腺超声检查；40 岁以上建议每年进行的乳腺 X 射线摄影（又称钼靶检查）。那么对于乳房比较小的女性，钼靶的完成比较困难，因为钼靶需要夹紧乳房，使乳房保持一定的厚度，以便成像。而乳房比较小的女性朋友会比较痛苦，夹到腺体也可能比较少。这个时候，我们只能做其他检测来进行筛查，比如除了上文提到的乳腺超声，还有乳腺磁共振增强扫描。

 误区解读

胸部太大，乳腺有问题不容易查出来

很多女性朋友认为胸部太大，乳房里面有问题不容易查出来。其实只要定期进行检查，包括乳房触诊、乳腺超声、钼靶及乳腺磁共振增强扫描等，都可以及时发现乳房问题，并不会因为乳房体积过大而检查不出。

胸大容易得
乳腺癌吗

乳腺结节，是气出来的吗

小丽和闺蜜吐槽最近的糟心事，不断加码的工作压力、叛逆期的"学渣"儿子、愈发紧张的父子关系，都让她忍不住要发火。说来也怪，一生气乳房就痛。闺蜜劝小丽还是抓紧时间去医院看看吧，免得乳房真的有问题。小丽来到医院，医生让她先做个乳腺超声，结果显示乳腺结节。小丽非常紧张，急忙问医生，乳腺结节是什么，不会是气出来的吧？

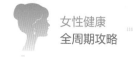

 小课堂

1. 乳腺结节是怎么形成的

乳腺结节需要进行良恶性的鉴别，性质不同的结节形成原因也不相同。乳腺结节的形成大多与内分泌紊乱，体内雌、孕激素水平变化比例失调有关，除此以外，可能还与遗传因素、不良生活习惯以及环境因素等相关。

2. 情绪和乳腺有关吗

现代医学研究表明，30%～75%的患者患病与心理因素、生活境遇有关。女性内分泌系统最容易受到情绪的影响，而乳腺是对雌、孕激素等反应极敏感的器官。情绪的波动容易导致机体节律和内分泌发生紊乱，神经内分泌系统功能失调可能导致女性乳腺小叶增生，以及增大乳腺疾病发生的概率。

 知识扩展

1. 乳腺结节不一定是气出来的

尽管情绪波动会导致雌、孕激素分泌不平衡，进而导致乳房疼痛以及乳腺疾病的发生，但是并不一定会导致乳腺结节。因为乳腺结节的形成原因有很多，不仅仅包括了内分泌因素，还有遗传因素、生活方式及环境因素等。

2. 情绪影响肿瘤免疫力

情绪与人的免疫力有非常密切的联系，快乐的人比抑郁的人更容易拥有良好的免疫力。

保持良好的情绪时，脑下垂体会分泌一种有利于健康的物质"内啡肽"。这种物质既可镇痛又能激活免疫系统功能，抑制癌细胞和病原微生物的生长，还能调节内分泌功能，从而使人体细胞活性增强，抗病能力提高。而焦虑和悲观的情绪，会使肾上腺素和皮质酮分泌增加，这种激素进入血液后，可影响人体免疫功能。一方面，当人体的免疫系统功能受到抑制时，机体的稳态被打破，使细胞失去了正常的状态和功能，不断变异，就产生了癌细胞；另一方面，免疫力降低减少了体内抗体的产生，阻碍了淋巴细胞对癌细胞的识别和消灭，使癌细胞突破免疫系统的防御，过度增殖，无限制地生长，容易形成恶性肿瘤。

3. 乳房痛和乳腺结节不是一回事

乳房痛的大多数原因是乳腺增生，疼痛主要和激素水平及情绪有关。当体内雌激素水平升高或情绪有比较大的波动时，就会出现乳房疼痛。乳腺增生常表现为乳房刺痛或胀痛，月经前加重、月经后减轻等症状。辅助检查通常没有异常发现。

而乳腺结节是乳房内可触及或影像检查（乳腺超声、乳腺钼靶及乳腺磁共振等）发现的异常占位，在没有定性诊断前可统称为乳腺结节（或乳房肿块）。

这是两个完全不同的概念。

误区解读

乳腺结节，吃点药就能消掉

很多人认为一旦发现了乳腺结节，吃点药就能消结节。如果只

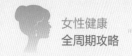

是乳腺增生，乳房感觉疼痛，通过吃药可以缓解症状。但是，如果是实性肿块，不管怀疑是良性还是恶性，吃药都是消退不了的。此时，应尽快去乳腺专科完善相关检查，比如乳腺超声、乳腺钼靶及乳腺磁共振，根据结果决定后续治疗方案，可能需要进一步手术治疗以明确病理。

切除子宫真的会加速衰老吗

48 岁的张阿姨最近 2 年"老朋友"总是拖拖拉拉，最近 3 个月还老是容易头晕。到医院一查，才发现子宫增大如孕 3 月，B 超报告则提示多发子宫肌瘤，最大的居然有 8cm。医生综合考虑张阿姨的病情与年龄，建议她切除子宫。张阿姨非常纠结，担心剥除肌瘤后复发，又担心子宫切除后加速衰老，不停地问主治医生：子宫切除后会老得快吗？会影响性生活吗？会导致盆腔脏器脱垂吗？子宫切除风险大吗？

 小课堂 ················

1. 子宫切除会加速衰老吗

切除子宫本身并不会影响衰老进程。因为分泌相关性激素，掌控衰老的器官其实是卵巢。从卵巢功能衰竭到绝经是人体自然衰老的必经过程，即使保留子宫，若卵巢功能下降甚至衰退，也会提前绝经。同时，常规单纯的子宫切除术，医生会完整地保留患者健康的卵巢，其仍可以继续分泌相关性激素。当然，不可否认，由于供应卵巢的部分血管与供应子宫的部分血管共用，切除子宫的时候，这一部分血管确实会被同时切除。但维持卵巢血供的主要血管独立于子宫血管，并不受影响，因此对卵巢功能的影响有限。

2. 有什么措施可以弥补

良性疾病切除子宫后，如果卵巢功能衰竭，在排除禁忌证的情况下，绝大部分女性朋友可以进行雌激素替代治疗，也就是服用补充雌激素的药物。这些常用药物价格比较便宜，可以医保支付，不会给大家带来经济层面的过高负担。绝经后排除禁忌证的雌激素替代治疗，也被循证医学证实是风险很小、非常安全的。获益包括缓解潮热症状、预防骨质疏松、改善泌尿生殖道低雌激素症状、预防泌尿生殖道感染、改善性生活质量等，使用后生活质量明显提升。可惜，国内女性由于保健意识尚不到位，接受度相对不高。当然，有禁忌证的患者不能进行雌激素替代治疗，否则风险大于获益，医学上是不允许的。

3. 子宫切除有其他风险吗

子宫切除术也会有其他风险，如盆腔脏器脱垂、麻醉手术并发症等问题，但这是一种常规风险手术。妇科手术已经走向了精细化和微无创化。一般而言，在县级医疗中心及以上级别的医疗机构，医生们有办法尽可能降低盆腔脏器脱垂、麻醉手术并发症等不良事件的发生率，有能力为广大女性朋友提供最合理的治疗。医生做出切除子宫的建议，是非常审慎的，是有明确的医学指征的，子宫切除的患者，术后带来的症状缓解获益率大于90%。也就是说，在把握好适应证的情况下，接受子宫切除手术是"划得来"的，相当于"弃车保帅"。

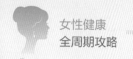

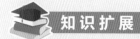 知识扩展

需要接受子宫切除的常见原因有哪些

常见的需要子宫切除的原因包括：妇科恶性肿瘤、妇科癌前病变、良性疾病如子宫肌瘤和子宫脱垂、子宫内膜异位症等。

 误区解读

子宫切除了就不是女人了

决定男女性别不同的是性染色体的不同，男性为 XY，女性为 XX。性别不会因子宫切除而改变。而且，因为处理了原发疾病，解除了性交痛、腹部胀痛等问题，子宫切除术后，性生活的整体质量是提升的。

私处到底要怎么洗

张女士今年 33 岁，是一位特别爱干净的女性。她非常注重自己私处的清洁，习惯每天用肥皂或者沐浴露清洗，如果正巧遇上月经来潮或者白带增多，还要用女性护理液去进行冲洗，冲洗后觉得特别干净，没有异味。没想到张女士自从使用护理液冲洗后，反而出现了越来越多的白带，越洗越痒，越洗越严重，甚至出现了豆腐渣一样的白带，现在私处经常瘙痒、白带增多，伴异味明显。张女士到医院检查，发现自己得了外阴阴道假丝酵母菌病。她觉得非常纳闷，为什么这么注重卫生，天天清洗，还会得阴道炎呢?

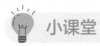 小课堂

1. 什么是私处的酸碱值

私处一般是指女性的外阴和阴道，阴道是具有酸碱值的，即阴道内的 pH，正常健康女性的阴道环境是偏酸性的（pH ≤ 4.5）。阴道菌群非常复杂，除原虫、真菌外，尚包括很多需氧菌及厌氧菌，这些微生物可分为正常定植的和病理性的，共同生长在阴道环境内，各微生物之间可能有拮抗作用。氢离子浓度是影响其生长的因素之一，pH 为 3.8～4.5 有利于共栖菌的繁殖，尤其是乳酸杆菌，这是健康阴道中的主要菌种。正常女性阴道的偏酸性微环境，能够抵抗有害细菌，维持正常阴道菌群的平衡。如果这种微环境被打破，女性私处的抵抗力就会下降，容易发生各种妇科感染性疾病，比如外阴阴道假丝酵母菌病、滴虫性阴道炎、细菌性阴道病等。

2. 什么是私处的异常表现

私处异常最常见的表现是白带异常伴有异味。有些人阴道分泌物会出现鱼腥臭味，尤其在性生活后特别明显，可能是细菌性阴道病引起的；如果私处出现瘙痒或者红肿，伴随豆渣样白带，往往是外阴阴道假丝酵母菌病；如果伴随泡沫样的黄绿色稀薄白带、有臭味，往往是滴虫性阴道炎。如果私处有明显的烧灼感，伴随尿频、尿急、尿痛，要高度怀疑尿路感染。如果私处有包块，尤其伴随异常的出血，要引起高度重视，前往医院进行进一步检查。

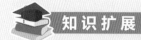 知识扩展

1. 护理液冲洗不靠谱

健康女性不建议经常使用护理液清洗私处。护理液品类繁多，主要分为消毒类和药品类。女性的阴道是呈酸性的，盲目使用阴道清洗液可能会破坏这样的酸碱值，从而使阴道本身的环境失去平衡，导致一些致病菌的快速生长，反而增加了各种感染的机会。如果出现阴道疾病、白带异常等情况，一般用清水清洗外阴即可，或者可在医生指导下使用药物清洗。

2. 清洗私处的正确"打开方式"

私处的日常清洁是必要的，但应采用科学的清洗方式。应该温柔地清洗，可以像清洁身体其他部位一样清洁外阴，不要过度用力，同时不要将沐浴乳或者香皂等擦手上伸入阴道清洗，这样反而会导致感染。日常的私处清洁是没有必要冲洗阴道的，健康状态下过度冲洗，尤其是用各种护理液进行冲洗，会严重破坏阴道的酸碱平衡，打破弱酸性环境，导致细菌的异常繁殖，同时还可能将各种有害物质带入阴道，造成更严重的伤害。

卵巢保养到底是不是"智商税"

　　爱美的燕燕平时习惯定期去美容院进行深层清洁、护肤美白。这周末一直相熟的店长姐姐说有免费的"精油按摩卵巢保养"。燕燕闻了闻，味道挺清淡，再想想去年体检报告正好有

个卵巢囊肿，想着"反正也不要钱，那就试试吧"。"理疗师"在她肚子上又揉又按了一个小时。傍晚走出美容院，燕燕感觉肚子酸酸胀胀，想着这"卵巢保养"似乎有些效果，暗自开心。谁知，晚上睡觉时肚子却越来越痛，燕燕冒着冷汗去看了急诊，医生却严肃地告诉她可能需要手术，建议马上住院。一次"免费保养"，居然直接进了医院，到底是怎么回事？

 小课堂

1. 什么是"卵巢储备功能"

卵巢为女性的性腺，其主要功能为产生卵子和分泌性激素。约在胚胎 16 周至生后 6 个月内发育形成的原始卵泡内的初级卵母细胞是女性的基本生殖单位，也是卵巢储备的唯一形式。出生时，原始卵泡数量约为 100 万~200 万，此后便不断退化，至青春期时剩下约 30 万个。女性一生中一般只有 400~500 个卵泡发育成熟并排卵，仅占总数的 0.1% 左右。卵巢储备功能减退是指卵母细胞质量、数量或者生殖潜能下降。抗米勒管激素（anti-Müllerian hormone，AMH）是医生评估卵巢功能的最常用的检测项目。一般而言，随着年龄的增长，女性的原始卵泡池变小，AMH 水平也随之逐渐下降，到绝经期时，则几乎检测不到 AMH。当然，医生还可以通过 B 超检查直接测算卵巢的大小及卵巢内的窦卵泡数，从而进行卵巢功能的评估。

2. 如何科学保护卵巢功能

"卵巢储备功能减退""早发性卵巢功能不全"及"卵巢功能早衰"代表了年轻女性卵巢功能逐渐下降的三个阶段。对应的，患

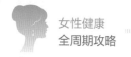

者可先后出现月经频发 / 稀发、经量减少至闭经。很多患者还会出现潮热出汗、阴道干涩灼热，以及情绪和睡眠的困扰。很遗憾，大多数早发性卵巢功能不全患者的发病原因目前尚不完全明确，也无有效的方法逆转已衰退的卵巢功能。所以，美容院的"卵巢保养"着实不靠谱，如果手法不当，甚至"有害而无利"。不过，防病于未然，我们仍可通过很多生活方式的干预保护"娇嫩"的卵巢。动一动、笑一笑、少熬夜、科学运动和作息、保持积极的心态都是不错的方法。同时，多摄入低糖、粗纤维食物，适量补钙，少接触具有生殖毒性的染发剂，不吸烟等，都能为我们的卵巢功能保驾护航。

知识扩展

1. 卵巢囊肿什么情况下需要手术

很多女性体检时常会因为发现卵巢囊肿而紧张。不过，多数情况下只需要定期随访，并不用接受手术。卵泡囊肿、卵巢黄体囊肿等生理性囊肿在月经来潮后也多会自然消退。像燕燕这样突发疼痛并需要急诊手术的情况，则可能是过度运动或外力导致卵巢囊肿出现了破裂 / 出血或蒂扭转等情况。另外，如果在随访中发现卵巢囊肿进行性增大，或伴有肿瘤标志物等检查指标的异常时，也需要密切关注并接受合适的手术。

2. 多囊卵巢综合征是卵巢功能"亢进"吗

多囊卵巢综合征（polycystic ovary syndrome，PCOS）不是卵巢功能"亢进"，反而是持续性无排卵和雄激素水平升高而导致月经紊乱的疾病。PCOS 患者的卵巢中会积聚多个直径 4~9mm 的小卵泡。但由于激素水平的异常，这些小卵泡停止继续发育，无法排卵，导致了卵巢多囊样的改变。生育期的女性还会因排卵障碍导致不孕。大部分 PCOS 患者常伴有胰岛素抵抗或糖尿病前期的症状，表现为肥胖、多毛、痤疮等。因此，如果 PCOS 患者有怀孕意向，医生会首先建议其控制饮食和增加运动以降低体重。若仍然无法恢复排卵，医生可以通过药物促排卵的方法帮助患者怀孕。

月经期，做这些事真的很伤身

小琪是一名繁忙的都市白领。好不容易忙里偷闲，单位安排了去温泉疗养团建，小琪开开心心出发了，一到酒店却发现内裤脏了。小琪平时每天埋头工作，早记不清自己上次来月经是几月几号了。"说不定不是来月经，难得和同事们一起来放松，不去泡泡水太可惜啦"，小琪这样想着进了公共浴池。结果，第二天，不仅"老朋友"来访，外阴的烧灼感、瘙痒和尿痛、尿频也把小琪难得的假期全毁了。"月经期，到底哪些事不能做？"

 小课堂

1. 为什么月经来潮前泡温泉应谨慎

月经来潮时子宫内膜脱落出血，而且由于受到卵巢周期为主的激素调节，月经前后阴道 pH 也会发生变化。月经后阴道 pH 接近

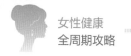
中性，较非经期阴道正常的酸性环境 pH 升高。pH 呈酸性有助于维持正常的阴道菌群，并抑制常见病原微生物的生长。故滴虫性阴道炎、细菌性阴道病通常会在月经期或月经期后立即出现。其中，主要通过性传播的阴道毛滴虫，还能通过公共浴池、游泳池、坐式便器传播，案例中的小琪可能正是因此遭殃。同时，非经期时如进行频繁性交、阴道灌洗等均可使阴道 pH 升高，不利于优势菌群乳杆菌生长，若厌氧菌过度生长，可导致细菌性阴道病。

2. 月经周期应该怎么算？为什么推荐记录月经周期

在妇产科门诊，患者经常会问："医生，从哪天开始算月经第一天？"阴道出血的第 1 日即为月经周期的开始，到下次月经第 1 日，计为一个月经周期。正常的月经周期范围在 21～35 天，平均28 天。育龄期的女性可以进行排卵预测。青春期的女性月经周期常不规律，养成记录月经周期的习惯是对于自我健康的跟踪记录，也可作为青春期起病的多囊卵巢综合征监测 / 随访的重要且经济的手段之一。而对于围绝经期的女性，坚持记录月经周期还能在发生早期内膜、宫颈病变时，第一时间起到提醒"哨兵"的警示作用，做到早发现、早治疗。

知识扩展

1. 什么是经前期综合征

随着大家保健意识的提高，很多人关注到自己会在月经前出现一系列不适，这很有可能是经前期综合征（premenstrual syndrome，PMS）。经前期综合征主要表现为情绪波动、烦躁、头痛、乳房胀痛，以及注意力集中障碍、睡眠障碍等。经前期综合征一般发生在月经开始前 1～2 周，并在月经来潮后自然消失，故受经前期综合征困扰的女性可不必过分焦虑。当然，也有很多缓解经前期综合征不适的手段。适当的运动锻炼如瑜伽能够使精神放松；限制钠盐的摄入、避免进食过多也能一定程度减轻症状。而对于严重影响正常生活和工作的情况，也可以在医生指导下使用一些对症的药物来缓解头痛或情绪不适。

2. 卫生护理用品应该怎么选

月经期间，我们最常用、最熟悉的护理用品当属卫生巾。目前市场上的卫生巾种类繁多，令人眼花缭乱。不过，"最贵的不一定是最好的"。在符合国家行业标准的情况下，比起价格和品牌，我们更推荐的是定期更换。使用卫生巾时，外阴局部的温度及湿度增加，潮湿闷热的环境是外阴阴道假丝酵母菌病发病的诱因之一。因此，即使卫生巾没有完全湿透，我们也推荐一般在 4 小时以内换一片；如果条件允许，每 2 小时换一片则更好。近几年流行的卫生棉条，则是直接置入阴道内，一定程度上可以缓解局部的不适感，在运动、外出等场合使用时也更加便利。不过使用时务必注意手部的彻底清洁，以减少病原体滋生，同时更需要定期更换。

私处有味道，一定是妇科病吗

王女士 48 岁，是一个工作非常忙碌的人，经营着多家门店，有时候忙起来往往来不及去上厕所，甚至来月经的时候也

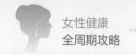
不能经常去卫生间更换卫生巾。今年夏天,王女士发现自己内裤上往往有一片湿湿的,还有一股鱼腥味,白带特别多,有时候是黄色的,月经后更加明显。王女士买了护理液,清洗后效果依然不太好,反而出现了瘙痒,异味更加明显。王女士到医院检查,问医生怎么有这么多白带,味道为什么这么重,自己到底有没有妇科病呢?

 小课堂

1. 私处有味道一定是有妇科病吗

私处出现异味并非一定由妇科病引起,其主要分为生理性和病理性异味。生理性异味通常不需要过于担心,但病理性异味一定要及时就医。能导致生理性异味的原因可能有:①饮食:有时吃了气味比较强烈的食物,比如大蒜、洋葱等,有可能影响到私处的气味。如果48小时内吃了很多洋葱或者蒜,下面闻起来也是这样,不需要过于担心,这属于正常现象。②闷热:私处和腋下一样,属于隐蔽又潮湿的地方,很容易出汗。如果是锻炼或者干了体力活之后,有异味是正常的,可以更换宽松透气的裤子,让私处保持空气的流通。③经期:较多女性经期都有异味,因为月经夹杂着血液、子宫内膜与皮脂腺的分泌物及汗水,因此会产生比较明显的气味。如果没有及时更换卫生巾,经血的味道会更明显,所以女性月经期间应注意个人卫生,勤换卫生巾。

2. 私处异味可能和哪些疾病有关

私处有异常的味道,除生理性因素外,最常见的还是疾病因素。常见引起私处异味的疾病有生殖系统炎症、肿瘤、泌尿生殖瘘等，幼儿和儿童还要注意阴道异物的可能性。阴道炎是一种常见的妇科疾病，它是让女性的私处发出异味最常见的原因，尤其是细菌性阴道病、外阴阴道假丝酵母菌病，以及滴虫性阴道炎这三种最为厉害，而造成异味的元凶就是细菌、假丝酵母菌和滴虫。当患有阴道炎的时候，私处就会散发出腥臭味、腐臭味或者是其他一些特殊的难闻气味，伴随异常的分泌物。女性在发觉私处有这些气味时要及时去医院做检查，及时进行治疗。

 知识扩展

1. **避免私处异味的生活小诀窍**

避免私处异味需要注意个人卫生，改掉一些不良的生活习惯。饮食方面，以清淡饮食为主，避免辛辣刺激类食物。选择舒适透气的内裤，尤其如果出现异味，建议更要注意私处透气性。月经期容易出现异味，要选用轻薄、透气性好的卫生巾，并且勤换卫生巾，日常进行外阴清洗，勤换内裤。不要乱用洗液，以免打破阴道酸碱平衡。同时，解完小便也要及时擦拭私处，最好从前往后擦拭。

2. **私处异味需要做的检查**

私处如果出现异味持续时间较长，还伴有瘙痒、灼热、分泌物改变等情况，应前往妇科就诊。医生会在了解患者的病史、临床表现及体征后，通过妇科检查，包括外阴阴道检查、双合诊检查、分泌物检查、血常规、尿常规、超声检查以及其他特殊检查，比如阴道镜检查等进行诊断和给予相应的治疗。

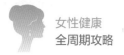

误区解读

用卫生棉条会让私处异味加重

　　很多女性认为卫生棉条是纳入阴道的，这种内置式的棉条会导致阴道异味加重。其实，卫生棉条通过放置入阴道吸收血液和阴道分泌物，只要及时更换，不会导致私处异味加重或感染。

　　答案：1. A；2. A；3. ×

健康知识小擂台

单选题：

1. 正常阴道呈（　　）

    A. 弱酸性   B. 弱碱性

    C. 中性   D. 强酸性

2. 健康阴道的主要菌种是（　　）

    A. 乳杆菌

    B. 大肠埃希菌

    C. 加德纳菌

    D. 衣原体

判断题：

3. 乳腺结节都是恶性的吗？（　　）

女性日常保健
自测题
（答案见上页）

与月经的
"爱恨情仇"

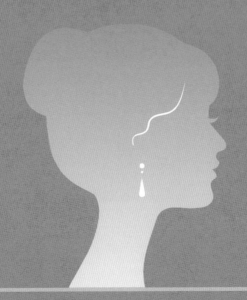

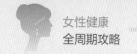
10 岁第一次来和 16 岁第一次来，
到底哪个月经不正常

小玲今年 10 岁了，就读小学三年级，近期发现月经初潮了，这种情况正常吗？需要就医吗？而小玲的表姐已经 16 岁，还没来月经，也没有症状，需要就医吗？

 小课堂 ● ● ● ● ● ● ● ● ● ● ● ● ● ● ● ● ●

1. 月经初潮是什么时间

女孩第一次月经来潮称月经初潮，是青春期的重要标志，世界卫生组织（World Health Organization，WHO）规定青春期为 10 ~ 19 岁。青春期发动通常始于 8 ~ 10 岁，月经初潮一般在 12 ~ 13 岁左右。

青春期在生理上的特点是第二性征开始发育并获得生殖能力，女性第二性征发育一般是以乳房发育为先，继而出现阴毛、腋毛。11 ~ 12 岁青春期少女体格生长呈直线加速，平均每年生长 9cm，一般乳房发育 2 年后出现月经初潮，初潮后生长速度减缓。

2. 月经初潮时间跟什么相关

青春期发动的时间主要取决于遗传因素，还与地理位置、体质、营养状况，以及心理精神因素有关，所以初潮时间因人而异，会有较大差异。

3. 什么时候来月经过早

8岁以前出现第二性征，如乳房初发育、阴毛或腋毛出现，或月经来潮，都称为女性性早熟。因发育年龄提前会影响成年后的身高，一般性早熟的女孩最终身高低于正常发育的孩子。另外，性早熟也容易引起社交心理问题，所以家长一定要重视孩子的身体发育情况，一旦发现女儿过早发育，要及时就医。

4. 什么时候来月经过晚

无第二性征发育的女性，超过14岁无月经，或者有第二性征发育的女性，超过16岁无月经，则为原发性闭经，即月经过晚。

月经过晚可能的原因有：先天性疾病或先天性生殖道畸形等。这时需要通过抽血检查染色体、激素水平，影像学检查生殖道等来明确原因。有些情况经治疗后还是可以来月经、正常怀孕的。

 知识扩展

1. 性早熟可以预防吗

除了及早就医，其实部分性早熟也是可以通过生活管理来预防的。

（1）饮食控制：尽量不要给孩子吃一些含有雌激素的食物或者补品。含雌激素多的食物主要有豆浆、油炸食品、甜食、速养的鸡、淡水鱼等。还有尽量不要给孩子吃补品，比如蜂王浆、牛初乳，因为一部分补品中雌激素含量也比较高。

（2）体重控制：尽量不要让体重增长过快，因为肥胖的女孩也容易发生性早熟。

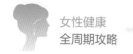
（3）防止误服药物：如避孕药引起的性早熟。同时，应该给女孩创造适合身心发展的教育与生活环境。

2. 原发性闭经的常见原因有哪些

有些妈妈以为月经来得晚一点，孩子能长得更高，但是初潮来得太晚，也并不是好事。

（1）性腺发育不全：这是由于性激素分泌功能缺陷，导致促性腺激素升高，属于高促性腺激素闭经，占原发性闭经的35%。性腺发育不全的女性，75%存在染色体异常。最常见的染色体核型异常为45/XO、45/XO的嵌合型等，无法正常来月经、怀孕，一般也无须特殊干预。另外35%属于染色体正常的性腺体发育不全，比如46/XY，虽然染色体和正常男性一致，但外生殖器表现为女孩，无青春期性发育，通常社会性别也是女性。这类患者性腺可能发现恶性病变，因此一旦确诊必须手术切除性腺，之后可以补充雌激素来维持女性特征，但其真实性染色体为男性性染色体，所以也是无法来月经、怀孕的。

（2）子宫发育不全：包括先天性无子宫、始基子宫、幼稚子宫。始基子宫的患者有女性第二性征，但无子宫，不会来月经，也无法怀孕，可不予处理，如果有周期性腹痛或宫腔积血就须手术切除。幼稚子宫的患者，子宫有功能内膜，但体积小、宫颈长，可以采用雌激素加孕激素序贯周期治疗促进子宫发育。

（3）先天性无阴道：几乎均合并无子宫或仅有始基子宫。

（4）处女膜闭锁（无孔）、阴道下1/3段缺如等：可能会引起经血无法排出，通常都有周期性腹痛、阴道积血和子宫积血或腹腔积血，经治疗后部分女孩可以来月经、怀孕。所以，对于青春期的女孩，如果没有来月经，但每个月有周期性腹痛，也应该及时就诊检查。

 误区解读

原发性闭经，治疗后就可以正常来月经

原发性闭经需要具体分析原因。对于性腺发育不全造成的闭经，即使治疗也还是无法来月经或怀孕。而如果是子宫发育不全，如先天性无子宫、始基子宫，不会来月经，也无法怀孕，如果有周期性腹痛或宫腔积血就须手术切除。幼稚子宫的患者，可以采用雌激素加孕激素序贯周期治疗促进子宫发育，有可能月经来潮并怀孕。处女膜闭锁、阴道部分缺如可能会引起经血无法排出，通常都有周期性腹痛、阴道积血和子宫积血或腹腔积血，经治疗后部分女孩可以来月经、怀孕。

月经量知多少

小琳今年 39 岁，已经生育过 2 个孩子。去年意外怀孕，最终夫妻俩商量决定不要三胎，就去做了人工流产手术。术后小琳的月经量明显减少，为既往的 1/3，其他没有什么不舒服。小琳来医院检查，超声提示宫腔粘连可能。小琳问医生有什么办法能治疗宫腔粘连，医生说可以做宫腔镜，但认为小琳不打算再生育，没有必要做宫腔镜。小琳却很想做，因为她很想恢复月经

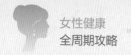

量，总觉得月经量少，排毒不畅，会衰老得快。那么到底需要手术吗？

 小课堂

正常的月经量是多少

　　既往 2011 年国际妇产科联盟（FIGO）发布的"育龄期非妊娠妇女 AUB 病因新分类 PALM-COEIN 系统"和 2014 年中华医学会妇产科分会妇科内分泌学组制定的中国育龄期非妊娠妇女《异常子宫出血诊断与治疗指南》都有具体的量化标准，认为正常月经量是 5～80ml，＜5ml 算月经过少，＞80ml 为月经过多。月经的定量测量可以采用月事杯进行。

　　不过，2018 年 FIGO 修改版则放弃了月经量的客观标准。出血量多少根据个人感受来诊断，即月经出血影响女性的身体、情绪、社会活动、生活质量，即称为月经过多。所以对于月经过多，不管是否存在贫血，只要影响患者生活质量，即应积极寻找可能的原因，并可采用合适的方法治疗。

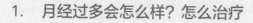 知识扩展

1. 月经过多会怎么样？怎么治疗

　　月经过多会直接引起贫血，严重者出现重度贫血、乏力、皮肤黏膜苍白、头痛、头晕、耳鸣、晕厥、倦怠、注意力不集中和记忆减退等。需要分析原因，根据不同的病因进行治疗。常见的原因有宫腔内异常，如黏膜下肌瘤，超声提示宫腔有占位，中低回声，一

般需要宫腔镜手术明确诊断。如为肌瘤，需要将其切除；如为内膜增厚，需要诊断性刮宫。如为子宫腺肌病等因素引起的月经过多，需要全身用药 / 局部放环，或者手术治疗。在手术治疗中，如果无再生育计划者，除了常规的宫腔镜手术，也可以考虑子宫内膜去除 / 消融术或者子宫切除术。

2. 月经量明显减少需要就医吗

月经量少，其实要分析原因，根据不同的原因处理的方式不一样。如果是短期内出现月经量少还是要排除怀孕，因为有时候你认为的月经，可能是先兆流产或者异位妊娠出血表现。另外，要排除妇科内分泌问题，比如早发性卵巢功能不全、多囊卵巢综合征、高催乳素血症、甲状腺功能减退、围绝经期综合征等。如果是子宫腔操作之后引起的月经量少，要排查是否宫腔粘连。如果有生育计划，宫腔粘连需要积极处理；如果没有生育计划，也没有症状，可以不用处理。

所以月经量明显减少，还是需要就医并进行相关的检查，有些情况是需要治疗的，有些在检查后不一定需要治疗。

 误区解读

月经量少，一定会引起衰老

月经量少，其实要分析原因，实际上，绝大多数月经量变少，是因为月经的产量变少。

内分泌引起的月经量少，如发生卵巢功能不全，雌激素产生量减少，内膜的增生也减少，那么月经量不多，确实会容易衰老。但是，其实这不是月经量少引起人的衰老，而是卵巢功能下降，月经量少只是表现的症状之一。如为多囊卵巢综合征或高催乳素血症，则是因内分泌异常，经常不排卵，体内孕激素不足，无法完全转化内膜，内膜无法充分剥脱下来，故月经量少。这种情况的月经量少一般跟衰老不相关，但内膜一直无法完全剥脱下来，容易发生子宫内膜过度增生，形成子宫内膜病变，甚至发生癌前病变和癌变。

如果是子宫腔操作之后引起的月经量少，要排查是否宫腔粘连。宫腔粘连为宫腔内膜的缺损、部分宫腔闭锁引起的月经减少甚至闭经，一般会影响生育。所以如果有生育计划，需要积极处理。如果没有生育计划，也没有经血流出受阻的症状，可以不用处理。而且，宫腔粘连只是宫腔局部的损伤，一般跟卵巢的内分泌功能无关，所以也不会引起衰老。

此外，还要看看是否有医疗干预，比如放特殊的环，如左炔诺孕酮宫内缓释节育系统（曼月乐环）或者短效口服避孕药。这两者均可能引起月经量少，这是由局部或全身药物的作用引起的，与衰老无关。

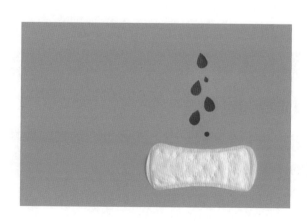

月经老不来 / 老不走，是病吗

云云今年大学二年级，寝室的其他三个姐妹每个月月经都很准时，而云云的月经却总有可遇不可求的感觉，一点也不规律，一年也就那么两三次。寝室同学羡慕她，说云云有福相，别人一个月一次，还痛经，云云倒好，半年一次，连卫生巾都省了。但云云却发现，最近月经来了就不走，淋漓不尽，可烦了。那像云云这样的月经到底是病还是福呢？

 小课堂

育龄期女性正常的月经指标有哪些

包括月经频率和月经规律性。

所谓的月经频率就是 2 次月经的第一天的间隔时间（记住都是从月经第一天开始算哦，不是上次月经结束到下次月经来）。根据我国中华医学会妇产科学分会妇科内分泌学组发布的育龄期非妊娠女性《异常子宫出血诊断与治疗指南（2022 更新版）》，月经频率 21～35 天都算正常，就是平均 28 天来一次月经，往前或者往后推 1 周之内都算正常。所以，案例中云云的情况属于月经稀发。

月经规律性是指每 2 次月经间隔时间的差异。2022 年中国的标准是差异在 1 周之内都算正常，都属于规律，≥ 7 天就算不规律。2018 年，FIGO 把 2011 年标准中月经规律性的正常变化范围从 2～20 天调整为 7～9 天，并与年龄相关：18～25 岁与

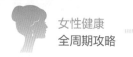

42 ~ 45 岁 ≤ 9 天，26 ~ 41 岁 ≤ 7 天。故相差 ≥ 8 ~ 10 天才算不规律。

 知识扩展

1. 胖姑娘更容易出现月经不正常吗

肥胖和月经失调其实没有绝对的关系，有相当一部分肥胖的女性，月经没有大的变化，月经周期、经期和经量基本正常。但临床上有一种很常见的妇科内分泌疾病，称为多囊卵巢综合征（polycystic ovary syndrome，PCOS），容易发生于肥胖女性。

PCOS 最主要的症状就是月经失调，多表现为月经稀发（月经周期为 35 天至半年不等）、经量少，甚至闭经。有些表现为不规则出血，月经周期、经期或经量没有规律性。同时可有高雄激素的相关临床表现（多毛、痤疮、脱发等）。

50% 以上 PCOS 患者会出现超重或肥胖，且常呈向心性肥胖。超重或肥胖与胰岛素抵抗、雄激素过多等有关，常常伴有黑棘皮症（外阴、颈背部、腋下等皮肤皱褶部位出现灰褐色色素沉着，常呈对称性分布，皮肤增厚）。

所以，肥胖的姐妹们要调整生活方式，注意控制饮食，加强锻炼，尽量不吃高糖、高脂肪食物，保持合理体重。

2. PCOS 患者月经稀发有什么危害吗

正常的月经是每个月在激素的周期性规律变化下，内膜在雌激素作用下逐渐增厚，排卵后以孕激素作用为主，内膜出现分泌性改变，然后内膜完全剥脱，形成月经。但是 PCOS 患者经常是不排卵的，所以体内缺乏孕激素，内膜在雌激素的作用下逐渐增生，因缺乏孕激素的抵抗，无法完全剥脱或剥脱很少，形成临床上的月经稀发。

子宫内膜容易在雌激素的长期刺激下出现内膜增生性病变，严重的会发展成为子宫内膜癌前病变（即不典型增生），甚至子宫内膜癌。所以 PCOS 患者因为月经稀发，是子宫内膜癌的高危人群之一。

 误区解读

每个月月经都提前 5 天不正常

根据我国中华医学会妇产科学分会妇科内分泌学组发布的育龄期非妊娠女性《异常子宫出血诊断与治疗指南（2022 更新版）》，月经频率 21 ~ 35 天都算正常，就是平均 28 天来一次月经，往前或者往后推 1 周之内都算正常。**每个月月经都提前 5 天正常。**

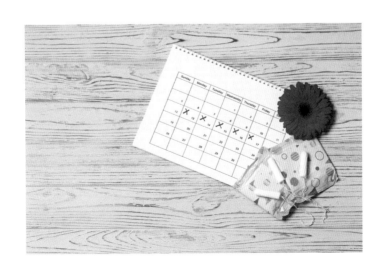

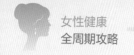
经血究竟是哪种红

今天门诊来了一位刚上大学的姑娘小美。小美咨询说，前几天宿舍里的小姐妹一起讨论起了生理期，她发现自己的月经颜色比较暗，基本 3 天就干净了，卫生巾的用量也只是其他姐妹的一半，很担心自己的内分泌会不会有问题，于是去进行了性激素检查。拿过检查报告一看，抗米勒管激素（AMH）3.6ng/ml，卵泡刺激素（FSH）4.25IU/L，黄体生成素（LH）5.12IU/L，雌二醇（E_2）159pg/ml，一切正常。小美问，那正常的经血应该是什么颜色呢？经血的颜色能否反映月经是否正常？

 小课堂

1. **月经是怎么形成的**

正常情况下，月经是伴随着卵巢的周期性变化而出现的子宫内膜周期性脱落、出血，除血液外，主要还有子宫内膜碎片，以及少量的宫颈黏液、脱落的阴道上皮细胞等。

2. **如果用口红来形容，正常经血是什么颜色**

爱口红的姐妹们都知道，有一款"月经色"口红，但其实，整个经期，月经的颜色并不是一成不变的。月经刚开始时，子宫内膜脱落得少一些，混合的宫颈黏液多一些，这时候的月经颜色会比较暗，医生常用褐色分泌物来形容，有些像巧克力色口红。当子宫内膜大量脱落时，经血约 75% 来自动脉血，25% 来自静脉血，动脉血含氧量高，颜色会更加鲜红，因此月经量多的那几天，经血流出来的时候像正红色，积在卫生巾上则像通常所说的"月经色"。而当月经快结束时，量没那么多了，经血在体内停留时间长，颜色会变暗，则有些像棕红色。

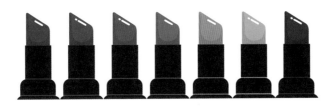

3. 月经颜色能不能反映月经是否正常

单纯从经血的颜色来判断月经是否正常是比较片面的，我们要结合月经周期、经期和经量一起综合判断。一般来说，周期 21 ~ 35 天，经期 2 ~ 8 天，经量 5 ~ 80ml，都是正常范围，不同人之间差异会比较大。所以，姐妹们要观察自己的月经规律，并不绝对是月经量多就比月经量少好，经血颜色红就比暗好。

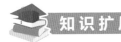 **知识扩展**

1. 经血里有血块是否正常

经血中含有来自子宫内膜的大量纤维蛋白溶酶，而纤维蛋白溶酶对经血中纤维蛋白的溶解作用导致经血的高纤溶活性，有利于经血和组织纤维的液化和排出。故通常情况下，经血是不凝的。但如果出血速度过快，纤维蛋白溶酶还来不及和纤维蛋白反应溶解，也可形成血块。因此，月经会有些小血凝块，这属于正常现象，各位

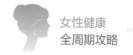
姐妹不用害怕。但是，如果月经中含有大量的血块，月经过多、超过 80ml，一周还不能干净，甚至出现继发贫血等情况，要及时去医院就诊，排除是否有子宫腺肌病、子宫黏膜下肌瘤、子宫内膜息肉，以及子宫内膜病变等相关疾病。

2. 怎么估算月经量是否正常

前文指出，月经量 5～80ml 都是正常范围，那平时如何进行判断呢？我们可以拿一个大约 330ml 的矿泉水瓶，80ml 就是大约 1/4，瓶盖大约是 5ml。而且一般来说，如果月经多的那几天需要用到卫生巾，月经量一般都不是过少的，所以还是要观察自身的情况。如果突然月经量减少了一半或月经量明显增多，则需要引起重视。

经血究竟是
哪种红

 误区解读

月经颜色暗，是体内毒素排出有问题了

月经是反映女性健康的一个非常重要的信号。但我们首先要知道，月经不是排毒，是子宫内膜的周期性脱落和出血形成的。其次，在医生看来，月经颜色的个体差异非常大，受月经出血的量、速度以及在阴道停留时间等多方面的影响。相比之下，我们更应看重的是月经的规律与稳定性。当规律的月经连续出现异常，稳定性被打破时，我们一定要去正规医院寻求专业医生的帮助。

青春期月经失调是怎么回事

高中生小丽平素身体健康，在一家寄宿制学校读书，平时与家人沟通不多，最近几天她总觉得头晕乏力，原本一周结束的月经这次一直缠绕着她，连续 20 多天都还没完全干净。这一次体育课，跑了几步路竟然晕倒了！老师同学急急忙忙把小丽送来了急诊。急查了一个血常规，血红蛋白 54g/L（正常值 110～160g/L），只有正常女性的一半！经过进一步的检查，小丽被确诊为青春期"排卵障碍相关异常子宫出血"，也就是青春期月经失调。

 小课堂

1. 什么是"青春期月经失调"

"青春期月经失调"，医学上称为"青春期功能失调性子宫出血"，是指由于卵巢功能失调而引起的子宫出血。一般常见于 13～18 岁的女性，它的主要症状包括：阴道不规则出血、经量或多或少、经期时间过长。

正常月经包括以下几个方面：①月经周期正常：两次月经周期第 1 日之间的时间间隔称为一个月经周期，正常的月经周期一般为 21～35 天；②行经时间正常：每次月经持续的时间称为经期，正常经期一般为 2～8 天；③月经量正常：一次月经的总失血量称为月经量，正常一次月经量大约为 5～80ml。如果由于各种原因，出

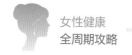
现上述 3 条中的 1 条异常，即为"月经失调"。

那么，什么是"青春期功能失调性子宫出血"呢？常见的原因主要是青春期女性卵巢的排卵机制和功能还没有很完善，由此造成卵巢的功能失调、性激素的分泌异常，进而出现不规则的阴道出血症状。

2. 青春期功能失调性子宫出血有哪些典型症状

由于青春期女性尚处在生长发育阶段，因此中枢神经系统对雌激素的反馈尚未成熟，有时即使卵巢有排卵，卵泡发育也成熟，却不能正常排出，也就发生了无排卵性功能失调性子宫出血。通常情况下，在月经初潮后 1 年左右的时间，大多数（85%）发生的都是无排卵月经；而在初潮后 4 年左右，也仅有一半左右（56%）的月经是有排卵的。

在月经初潮后的最初几年，月经不规则是非常常见的现象，因此家长和小朋友可以不必太过忧虑。再经过 5～7 年的性发育至性成熟后，才会建立正常的、规律的周期性排卵，月经也才会逐渐正常。但仍要警惕的是，当发生月经周期间隔不一、月经持续时间长短不一、月经出血量不一时，就要考虑是否去医院就诊。而当子宫大量出血、出血时间过长、出血量过多，甚至出现头晕、乏力、活动后气促等贫血症状时，家长朋友们就需要引起足够的重视。

知识扩展

1. 什么情况下的青春期月经失调需要到医院就诊

（1）月经过多：包括月经量多，尤其第二、三天多，伴明显血块，一次月经失血总量超过 80ml；经期延长，需 10 ~ 20 天经血方可干净。

（2）月经过频：月经周期缩短，一般少于 21 天。

（3）子宫不规则出血：月经周期紊乱，经期、出血量及间隔时间都不规律，往往在短时间的闭经后，发生无规律的出血。

2. 哪些疾病可能导致青春期月经失调

除了妇科相关的器质性疾病（如具有分泌功能的卵巢肿瘤等）外，全身性疾病也可出现月经失调。较为常见的有：出血、凝血功能障碍；甲状腺功能异常；肝功能异常。尽管青春期妊娠较为少见，但对于有性生活的女性，需要排除妊娠相关疾病（如流产、异位妊娠等）。

3. 青春期月经失调会影响生育吗

青春期月经失调通常与下丘脑 - 垂体 - 卵巢轴发育尚未成熟，神经内分泌功能尚未健全有关。通过规范的治疗，可逐步恢复正常内分泌功能，建立正常月经周期。一般情况下，随着孩子年龄增长，下丘脑 - 垂体 - 卵巢轴逐渐发育成熟，形成正常的、规律性的排卵，性激素遂可正常分泌，青春期月经失调的症状会逐渐消失。故因发育尚未成熟引起的青春期月经失调对生育并不会产生影响。

 误区解读

青少年应尽量避免激素治疗

目前供使用的复方短效避孕药、孕激素类药物均安全、有效，已在国内外多个青春期功能失调性子宫出血相关的临床指南中列为可供使用的药物。检索国内外文献报道，规律性服用复方短效避孕药、孕激素类药物并未出现明显的肝肾功能损伤风险；且在停药后，可恢复正常排卵，不影响卵巢功能。另外，对于月经失调的青春期患儿，规律、规范的激素类药物使用，可明显降低不规则出血的风险，从而改善因长期慢性失血导致的贫血。

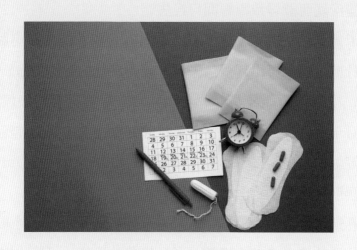

月经失调，到底是什么在作怪

　　16岁的小雨一直苦恼于自己的月经量少，每次两三天就来完了，母亲也担心小雨月经量少影响将来的生育，十分焦虑。47岁的阿慧因月经周期不规律，便自行在补血调理上下血本，买了一堆保健品，而且因担心衰老，每周都去会所做"卵巢护理"，却没有任何收效。可见月经陪伴了女性半辈子，无论是青春期妙龄少女还是四五十岁的绝经过渡期女性，都可能因月经失调而烦恼，不同阶段有着不同的担忧。

小课堂

1. 什么是月经失调

正常的月经具有周期性和自限性，一个月经周期一般为 21～35 天，经期一般为 2～8 天，正常月经量为 5～80ml，感觉过多或过少均需要引起重视。但月经也会经常闹点小脾气，偶尔来个离家出走，偶尔又赖着不走，偶尔还要变个脸，让人很是头疼。月经失调是指月经周期、月经持续时间、经血量三者之一超过正常范围的变化。

2. 为什么会出现月经失调

月经主要受到下丘脑 - 垂体 - 卵巢轴的调控，与药物、疾病、运动、饮食、睡眠、情绪、体重、环境、遗传、精神等多种原因有关，有时是多种因素相互叠加共同影响的。子宫肌瘤、人工流产术后、多囊卵巢综合征、服用避孕药、身体受凉、过度运动等，都是引起月经失调的危险因素。可见，有时月经失调是机体对外界刺激因素做出的正常反应，有时是一种由于内分泌失调或器质性病变引起的疾病。当然，如果有性生活又未采取确切的避孕措施，还需要考虑妊娠相关表现的可能。

知识扩展

1. 如何判断自己的月经量

关于经量，传统认为低于 5ml 为月经过少，超过 80ml 为月经过多。那么如何准确估计自己的月经量呢？我们可以对经期每天使

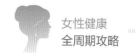
用的卫生巾进行称重，减去新卫生巾的重量。此外，一片日用卫生巾完全湿透，大概为 10 ~ 20ml，大家也可以以此为参考进行估计。最新的指南认为患者自我感觉，如果经量增大影响到工作、学习或社交，即可认定为月经过多；同样，患者观察到经量较以往减少，比如减少一半或者点滴出血，即为月经过少。这样临床更具可操作性。

2. 哪些年龄段容易发生月经失调

女性一生中最容易发生月经失调的时期是青春期和围绝经期。在青春期，这个年龄段由于下丘脑 - 垂体 - 性腺轴发育尚不完善，容易出现月经不规律，需要 5 ~ 7 年的时间最终形成稳定的月经周期。而围绝经期是卵巢功能开始衰退的时期，可始于 40 岁，历时短则 1 ~ 2 年，长可达 10 年不等。我国女性平均绝经年龄为 48 ~ 52 岁。以上两种情况大多为排卵功能障碍性月经失调。

3. 哪些月经失调易导致不孕

并非月经失调就会不孕，但不孕症往往伴随着月经失调的表现。通常"异常子宫出血"容易被简单理解为"月经失调"。造成"异常子宫出血"的常见病因可分为 2 大类，9 种。例如，子宫器质性病变（如子宫肌瘤、子宫内膜息肉等）可能影响宫腔形态，继而影响着床，此种异常子宫出血其实并不是真正意义上的"月经失调"，但确实会影响生育。而排卵功能障碍相关疾病（如多囊卵巢综合征、卵巢功能衰退等）表现出的"月经失调"可影响卵泡的发育和卵子的排出，导致不孕。此外，子宫内膜损伤（如多次人流刮宫术后等）也可表现出闭经或经量减少，也可导致不孕。

4. 月经失调，需要看医生吗

人体不是机器，月经本就具有个体性且很容易受内外界因素影响，所以偶尔的月经规律改变也不要惊慌焦虑。首先需要明确月经失调的原因，根据具体病因采取对应的治疗方法。大部分患者为内分泌失调引起，通过保持情绪稳定，养成健康的生活方式，保证饮食均衡，注意保暖，劳逸结合，月经也会恢复至正常水平。当然，如果连续三个月经周期出现月经失调，应当及时就医，以免长期月经失调带来贫血、不孕等不良后果。若是由器质性病变引起，更要注重对原发病的治疗。为配合医生诊疗，可自行记录基础体温，以便医生判断有无排卵。每个人都是自己健康的第一责任人。

 误区解读

月经紊乱 = 卵巢功能早衰

卵巢功能早衰是卵巢功能的过早衰竭，指女性40岁之前出现闭经，伴有卵泡刺激素（follicle-stimulating hormone，FSH）水平升高、雌激素水平降低等内分泌异常及绝经的症状。因为卵巢功能早衰患者常以月经周期改变为先兆，所以很多女性出现月经失调时，甚是担心自己卵巢功能早衰，从而加速自己的衰老，甚至影响寿命，十分焦虑，便使用大量保健品、精油、按摩等措施，以期保养卵巢，延缓卵巢衰老。必须明确，月经失调 ≠ 卵巢功能早衰。正如我们前面讲述的，引起月经不规律的因素很多，仅通过月经来判断卵巢功能是不太准确的，很容易制造焦虑和恐慌。当育龄期女性出现月经紊乱时，还是应及时就医，检查性激素六项、AMH、甲

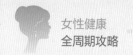
状腺功能和 B 超。其次，那些所谓的卵巢保养方法并不能"滋养"卵巢，更多的是心理安慰。若真为卵巢功能早衰，建议到医院接受正规治疗。

想要月经规律，到底该减重还是增重

　　每个月的"那几天"，月经带来的不便总让女孩们烦恼。但对小萌来说，希望"烦恼"准时到来才是她现在的愿望。小萌今年读大二，回想高考结束、大一入学前，她在母亲的悉心呵护下过上了每天吃吃睡睡的生活，与"幸福肥"一起到来的是腰腹遮挡不住的"游泳圈"。新生开学后，小萌看到女同学轻盈的身姿不禁下定了减肥的决心。小萌严格控制饮食，在食堂用餐时总要用一杯白水涮油，主食不吃、晚饭也不吃；每天晨跑夜跑燃烧卡路里，挥汗如雨，终于在 3 个多月后变得弱柳扶风，身量纤纤。可随着体重减轻，小萌突然惊觉月经已经停止。到医院就诊，被诊断为"中枢性闭经"，药物治疗的同时需要增重。小萌遵医嘱减缓了运动，购买了肠内营养粉剂，通过每天加餐的方式终于在寒假时超过了高中时的体重。可是月经短暂地少量来潮一次后又再次闭经。家乡的医生说她疑似患有"多囊卵巢综合征"，需要再减重。增重也不来，减重也不来，想要再有个规律的月经咋就这么难？

小课堂

1. 月经与体脂

女性月经来潮受下丘脑 - 垂体 - 卵巢轴调控，在这个轴的作用下，子宫内膜随着卵巢分泌的雌、孕激素水平变化发生周期性的增生、分泌转化和脱落出血，形成月经。正常的月经周期为 21～35 天，提前或推后 1 周仍是正常的。那么规律的月经和体重、体脂究竟有什么关系呢？研究发现，月经来潮需要体脂含量达到 17%～22%，维持规则月经通常合适的体脂含量约为 18%～28%。脂肪细胞分泌的瘦素通过影响下丘脑 - 垂体 - 卵巢轴来调控月经，过低水平的瘦素不能启动轴的功能，过高则导致瘦素抵抗，同样不能工作。另外，脂肪组织也是雌激素重要的转化场所之一，这些都会影响月经来潮。

2. 月经与增重

既然体脂是维持月经的重要因素，那是不是增加脂肪会让月经周期更稳定呢？答案是否定的。事实上，大约 56% 的肥胖女性发生月经紊乱，月经稀发尤其多见。体内过多的脂肪堆积，会引发胰岛素抵抗和高雄激素血症，继而引起性腺轴功能紊乱和排卵障碍，最终表现为月经失调或闭经。混乱的内分泌内环境又会影响女性正常的代谢，反过来加重肥胖，形成恶性循环。另一方面，很多肥胖的女孩难免心情焦虑抑郁，这也会影响月经的规律。此外，肥胖和 PCOS 的关联很紧密。PCOS 是育龄期女性月经紊乱的重要病因，肥胖会大大增加 PCOS 的疾病状态，加剧 PCOS 患者高雄激素血症和胰岛素抵抗的程度，导致月经进一步紊乱。可见，想要规律的月经，不是体脂越高越好。

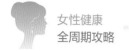

3. 月经与减重

肥胖会加重月经紊乱，那么减轻体重会恢复月经吗？研究显示，肥胖的女性减轻 5%～10% 的体重就可以有效地改善月经和排卵，恢复生育能力，每月减重 2～3kg 为宜。但是，并非减重越多越猛越好。体重低于正常体重的 10%～15%，体内脂肪的比例过低，就会抑制性腺轴的功能，导致月经稀发或闭经，称作"跌重性闭经"，属于"功能性下丘脑性闭经"范围。另外，很多人的减肥方式不正确，也会影响月经恢复：一些人运动过度、节食过度，甚至厌食，大脑皮质发生功能紊乱，会对下丘脑 - 垂体 - 性腺轴的功能产生影响，加重月经紊乱；不合理的减重往往减的不是脂肪，而是肌肉，这不仅不利于月经恢复，还会加重关节压力，增加运动损伤。所以，想要月经规律，不能盲目减重。

想要恢复月经，肥胖的人需要减重，消瘦的人需要增加体重，这是通往同一个目的的两个方向。但是，步子跨得太大可能会"跑过头"，肥胖和跌重导致的月经紊乱可能互相转变。要避免这种情况的发生，需要科学合理地规划增减体重方案，尤其是体内成分的均衡。另外，维持良好的生活习惯，适时辅助药物或其他治疗方案都是有利于维持规律月经的方法。

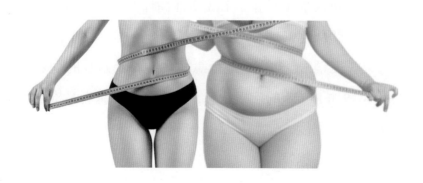

误区解读

增重和减重都不能保持月经规律，所以月经与体重无关

月经不是与体重无关，而是非常相关。过重或过轻都可能引起月经紊乱，想要维持规律月经，体重、体脂需要控制在适宜范围内。膳食结构合理、科学规划运动方案，才能有效地控制体重，维持生殖健康。

痛痛痛，真的忍忍就好了吗？它还可能是种病

小婉今年刚大学毕业，找到了一份心仪的工作，丝毫不敢怠慢。一天早晨，小婉起床发现月经来了，想到自己每个月来月经的前几天都会出现难以忍受的下腹疼痛，顺势想去寻找止痛药，然而家里的药居然吃完了。于是她便匆匆赶去上班了。刚进地铁站，小婉越来越觉得腹痛难忍，突然眼前发黑，"扑通"一声倒地了，周围人员迅速拨通了120。经过急诊医生的一番检查，原来是因为严重的痛经发作。进一步的超声检查还发现了小婉盆腔中一个直径6cm的液稠弱回声囊肿，怀疑是"卵巢巧克力囊肿"。这是怎么回事呢？

小课堂

1. 什么是"痛经"

痛经为最常见的妇科症状之一，指行经前后或月经期出现下腹

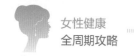

部疼痛、坠胀，伴有腰酸或其他不适。症状严重者影响生活和工作。痛经分为原发性和继发性两类，原发性痛经指生殖器官无器质性病变的痛经；继发性痛经指由盆腔器质性疾病引起的痛经，常见的病因包括：子宫内膜异位症、子宫腺肌病、慢性盆腔炎、生殖道畸形等。

2. 什么是卵巢巧克力囊肿

卵巢子宫内膜样囊肿，是正常位置的子宫内膜异位到卵巢，伴随月经周期的规律性出血，卵巢里面也反复出血，产生的暗红色类似巧克力浆一样的陈旧性出血物，俗称"卵巢巧克力囊肿"。卵巢巧克力囊肿虽然是良性疾病，却有浸润性生长、盆腔广泛受累及易复发等恶性生物学行为。此类卵巢囊肿是育龄期女性最常见的疾病之一，发病率为 10%～15%。卵巢子宫内膜异位病灶会随时间增加而变大，渐渐侵蚀正常组织，造成卵巢组织不可逆的损害。

 知识扩展

1. 避孕药可用于控制轻中度痛经

短效口服避孕药可以抑制下丘脑 - 垂体 - 卵巢轴，也就是说可以降低垂体促性腺激素水平，直接作用于子宫内膜和异位内膜，使内膜变薄和经量减少。对于临床诊断为原发性痛经或子宫内膜异位症相关的轻中度痛经，可尝试避孕药控制症状，但需要专业医生评估后才能使用。对于部分患者（如心血管疾病），服用后可能会增加血栓风险。此外，服用药物期间需要定期复查肝功能和乳腺。

2. 止痛药应在医生指导下规范使用

原发性痛经的朋友可以选择非甾体抗炎药来缓解症状。非甾体抗炎药是一类非处方药物，在药店就可以买到，市面上常见的有布洛芬、吲哚美辛等。它们的副作用相对较小，最常见的不良反应就是胃肠道症状，不适合有消化性溃疡的患者。如果是首次用药，建议先咨询专科医生，根据自身情况进行使用。

3. 进行性加重的痛经可能与器质性疾病相关

对于痛经症状明显的患者，建议首先前往医院及时查明是否有器质性病变（最常见的是子宫内膜异位症和子宫腺肌病）的存在，一旦发现病灶，要及时就诊，避免耽误治疗。如果在妇科检查和影像学检查排除器质性病变以后，痛经仍然存在且严重影响日常生活，可以选用副作用较小的药物保守治疗。

误区解读

痛经忍忍就过去了，生完孩子就不痛了

痛经需要区分是原发性痛经还是继发性痛经。原发性痛经的患者可能随着生育的完成，对疼痛的敏感度有所降低。对于子宫内膜异位症引起的继发性痛经，妊娠过程中，在高孕激素水平刺激下，部分病灶可以萎缩，产后痛经症状有所改善。但子宫内膜异位症是一类激素依赖性疾病，随着病程的延长，病灶仍有再次生长的可能。另外，长期的子宫内膜异位症的影响，也是不孕的原因之一。因此，对于出现痛经的情况，建议及时寻求专业医生的检查，明确病因，避免延误诊治。

"小疼痛" VS "大学问"

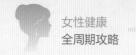
经前期综合征，暴躁易怒就是因为它

　　赵姐今年 40 岁，最近 2 年不知是怎么了，每个月的月经前一周就会变得烦躁易怒，老公做什么都看不顺眼，忍不住要说上几句，而且一说就"上头"，控制不住地要大声吵起来，吵完又觉得心情很低落；辅导小孩功课也非常没有耐心，经常觉得自己的孩子完蛋了，将来可怎么办呀，忧心忡忡，黯然神伤，甚至会不自觉地流眼泪。赵姐时常怀疑自己是不是得了抑郁症。但奇怪的是，这些症状每次在月经第一天就会"自动"消失，导致每次月经一来，赵姐反而有种舒口气的感觉。但是这种情况下个月又会重复出现，而且时间越来越长，每个月甚至有半个月都处在情绪时而暴躁、时而低落的循环里，痛苦不堪。直到赵姐去看了医生才知道，原来自己患上了"经前期综合征"。

 小课堂 • • • • • • • • • • • • •

1. 什么是"经前期综合征"

　　经前期综合征（premenstrual syndrome，PMS），顾名思义，是月经来潮前的一系列症状，生理和情绪方面都有，本身不是器质性疾病，月经结束后就可以自行恢复正常。但是，严重的经前期综合征会给工作、社交和日常生活造成负面影响。

2. "经前期综合征"有哪些表现

大多数女性的经前期综合征有不同的症状。比如在生理方面：有的出现头痛、乳房胀痛、手足和眼睑水肿，有的是体重增加，不过这不是胖了，多数是水钠潴留造成的。与躯体上的变化相比，更让人困扰的是精神方面：常见的是精神紧张、情绪波动、急躁易怒、失去耐心，一点小事都会引起感情冲动乃至争吵、哭闹，或者没精打采、闷闷不乐、情绪淡漠、失眠、健忘等。严重的经前期综合征患者甚至会发生焦虑症和抑郁症。据统计，约70%～100%的严重经前期综合征患者有焦虑症状，35%有抑郁症状，甚至有自杀风险，不可不防。

知识扩展

1. 自助缓解"经前期综合征"

对于轻度的经前期综合征患者，良好的宣教和基于生理基础的解释是必不可少的，让患者了解当下的状态是怎么回事，有助于缓解焦虑和失望的心情。

找朋友或亲人倾诉也是非常好的自助支持疗法，把心里的不愉快和压力通过叙述的方式抒发出来，同时可以了解问题的所在，解开心结。

另外，瑜伽、催眠、音乐疗法、针灸等都有帮助。在月经后半周期进行有氧运动能够增加内啡肽，改善情绪，而且运动还可以使女性暂时脱离紧张的家庭环境。

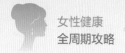

2. 严重的"经前期综合征"需要及时就医和药物治疗

如果自助或支持治疗没有效果，甚至已经产生焦虑或抑郁症状的女性，建议积极寻求医生的帮助，必要时采用药物治疗，比如性激素类、促性腺激素释放激素、5-羟色胺抗抑郁药、抗焦虑药、维生素 B_6 等。

 误区解读

经前期综合征就是"作"

经前期综合征的女性经常看什么都不满意，哄也哄不好，很多时候她们精神越紧张，症状越严重，而且研究表明经前期综合征对安慰剂的治疗反应率高达 30%～50%，那是不是说明经前期综合征就是女性的心理在作祟，就是"作"呢？可不是这样，经前期综合征是社会、精神心理因素和激素波动、神经递质共同作用的结果。因为月经前（黄体期）雌、孕激素撤退引起激素水平波动，可能影响 5-羟色胺、阿片样肽等神经递质的浓度和活性，从而影响情绪。而且这种情绪不受控制，女性也深受其害。

绝经后又来月经，大多是危险信号

李阿姨今年 58 岁，刚得了小外孙，高兴得不得了，忙不迭地就来照顾，可照顾小朋友哪里是轻松的事情，不久李阿姨身体就有点吃不消了，女儿女婿心疼长辈，购买了很多保健品，李阿姨看他们如此孝顺，也欣然接受，可是保健品刚吃半年，就出了怪事，绝经 6 年多的李阿姨突然又"来月经"了，马上到医院检查，结果显示内膜增厚伴有宫腔占位，需要马上诊刮明确病理，原来是保健品里有很多的雌激素成分，李阿姨和小两口悔不当初啊！

 小课堂 ●●●●●●●●●●●●●●●●●●●●●

1. 正常绝经后还会来月经吗

绝经是指月经的永久性停止，40 岁以上的女性停经 12 个月，排除妊娠及其他可能导致闭经的疾病后，就可以诊断为绝经。事实上，绝经后因为卵巢功能停止，没有了雌、孕激素的周期性变化，子宫内膜也不会发生周期性的脱落出血，因此绝经后不会再有月经出现。

2. 绝经后阴道出血可能是什么情况

刚绝经的一段时间，女性的卵巢分泌功能还没有完全退化，时不时还能分泌一些激素，子宫内膜受到激素的刺激就会长，因此偶尔会有少量阴道出血，这是正常现象。

绝经后，卵巢功能减退，体内雌激素水平下降，导致子宫颈、子宫内膜及阴道萎缩，免疫力下降，此时细菌入侵易引发感染。感染程度较轻时可表现为炎症，较重时可能表现为不规则的阴道出血。或因阴道干涩、组织薄弱，同房后造成阴道出血或分泌物中带血的情况。

女性绝经后由于雌激素水平下降，影响脂肪代谢，心血管系统病变风险增加，容易引起子宫动脉硬化，从而导致出血。

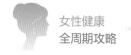

绝经很久之后出现阴道出血，很可能是恶性肿瘤的信号，尤其是子宫内膜癌。此时常表现为不规则阴道出血，出血量不等，颜色为鲜红色或暗红色，常伴有血性液体或浆液性分泌物，合并感染时则有脓性排液、恶臭，应用止血药物或抗生素均不见好转。

另外，由于阴道与肛门、尿道等相邻，有时痔疮或尿路感染造成的出血会被误认为是阴道出血。

 知识扩展

1. 绝经后阴道出血，可能是哪些恶性肿瘤的信号

（1）首先警惕子宫内膜癌：据统计，90% 的子宫内膜癌患者有阴道不规则出血史，10% 在绝经后阴道有出血。因此，绝经后阴道出血，哪怕只有一次，哪怕只有少量出血，都一定要引起足够的重视。无孕激素对抗的长期雌激素刺激可导致子宫内膜癌的发生发展，绝经后切忌自行服用雌激素药物、保健品或长期大量食用含雌激素的食物，应在医师的建议下科学使用激素类药物。

（2）不容忽视的宫颈癌：当患者宫颈出血病变，尤其是发生宫颈癌时，由于宫颈质地变脆，常常会出现绝经后阴道出血的症状，且在接触、摩擦等情况下容易出血，所以容易在性交后立刻出血，严重时在没有刺激的情况下还会出现如月经般的大量出血。

（3）不容小觑的卵巢癌：卵巢病变同样有可能导致绝经后阴道出血。绝经的女性体内雌激素水平低，但是如果有能够分泌雌激素的卵巢肿瘤，如卵巢间质瘤时，肿瘤分泌大量雌激素刺激萎缩的子宫内膜，就有可能造成阴道出血。

2. 出现绝经后阴道出血，及时就医是关键

当绝经后出现阴道出血，要及时前往医院进行妇科检查，明确出血部位。

如果出血来源于阴道，常见的疾病是老年性阴道炎，妇科检查即可发现。在排除用药禁忌时可以给予局部的雌激素软膏涂抹治疗。

如果出血来源于宫颈，首先要排除宫颈癌，需要进行防癌筛查、液基薄层细胞学检查、HPV 检查，必要时阴道镜下宫颈活检确诊。

如果出血来源于宫腔，首先要排除子宫内膜癌和内膜增生性病变。一般来说，先完善 B 超检查，绝经后内膜厚度超过 5mm 或者有其他异常回声，就需要进行诊断性刮宫、子宫内膜活检或者宫腔镜来取组织进行病理检查，明确诊断。如果病理发现子宫内膜癌，需要及时手术治疗。多数子宫内膜癌在早期就出现阴道出血，及时就诊多数可以通过手术治疗治愈。

如果是卵巢癌，可能因大量分泌雌激素造成子宫内膜增生，进而出血，但因卵巢位置深在，且早期症状不明显，经常在腹部触及包块时发现。绝经后 B 超发现附件区的肿块，建议积极完善影像学检查，如盆腔增强磁共振成像（magnetic resonance imaging，MRI）或 PET-CT 等，并抽血完善肿瘤标志物检查。

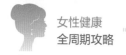

误区解读

多吃补品"永葆青春"

　　"永葆青春"本就是伪命题，衰老是自然生理现象，不要抗拒衰老。但是，不是衰老就要忍受病痛折磨！很多老年女性出现绝经后骨质疏松、体虚乏力、记忆力下降等困扰，影响生活质量。为了缓解症状，建议积极补充钙和维生素 D，另外可适当补充小剂量的叶酸和 B 族维生素、二十二碳六烯酸（docosahexaenoic acid，DHA）、优质蛋白。如果有严重的围绝经期综合征症状，需要及时就医，在医师指导下用药。

答案：1. B；2. D；3. ×

健康知识小擂台

单选题:

1. 经血里除血液外的主要成分是（　　）

   A. 毒素

   B. 子宫内膜组织

   C. 宫颈黏液

   D. 脱落的阴道上皮细胞

2. 以下不属于正常月经表现的是（　　）

   A. 月经周期 29 天　　　　B. 经期 5 天

   C. 月经量 30ml　　　　　D. 月经量 100ml

判断题:

3. 月经初潮来得晚一点，孩子能长得更高，所以如果中
   学阶段初潮都没来，没有症状，也不需要就医。（　　）

与月经的"爱恨
情仇"自测题

（答案见上页）

性健康与避孕

——爱自己与保护自己

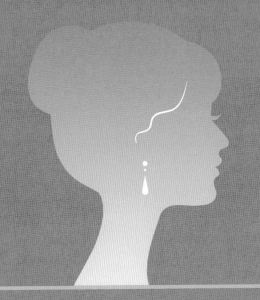

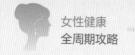

几岁发生性行为算过早？
这些危害得提前知晓

　　曾经有一则新闻，一名小女孩在 14 岁时生了第一胎，16 岁时生了第二胎。曾经也有一位患者，19 岁因备孕二胎 2 年不成功而来医院就诊，第一胎是在 16 岁生的。相信这不是个例。那么，过早的性行为，可行吗？会有什么危害呢？早点怀孕生孩子，是不是更有益呢？

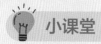 **小课堂** • • • • • • • • • • • • •

1. 过早发生性行为不只增加宫颈癌风险

　　过早地发生性行为是宫颈癌的一个高危因素，因为这个时候女性的生殖器官，尤其是宫颈还没有发育成熟，局部抵抗力比较弱，容易因为性生活造成组织损伤，相对也容易感染 HPV，而高危型 HPV 持续性感染是宫颈癌的元凶。此外，由于青少年女性生殖器官发育未成熟，过早性生活也相对容易出现外阴或者阴道黏膜皮肤挫伤或撕裂、外阴阴道炎、盆腔炎等，未来可能增加不孕、异位妊娠等的风险。

2. 从预防宫颈癌角度来说，几岁有性行为算过早

　　《妇产科学》教材中的数据显示：与 21 岁才开始第 1 次性行为的女性相比，如果在 17～21 岁之间发生性行为，宫颈癌发生风险是 1.5 倍；如果在 17 岁之前就发生，宫颈癌的发生风险是 21

岁之后发生的 2 倍。所以，保险一点，最好在 21 岁之后再考虑开始第 1 次性生活。早期及时接种宫颈 HPV 疫苗对于预防宫颈癌有益。

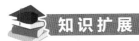

知识扩展

1. 过早怀孕危害大

青少年过早有性生活，常常不懂得如何科学避孕，也疏于避孕，很可能造成意外怀孕。在这个年龄，如果意外怀孕，会对孩子的心理造成创伤，增加羞耻感、焦虑、恐惧等负面情绪。怀孕后选择人工流产，也会对尚未发育成熟的器官造成伤害，比如大出血、子宫穿孔、盆腔炎、内膜损伤导致宫腔粘连等。如果选择留下孩子，也相对容易出现流产、早产，妊娠高血压、胎儿生长受限，分娩时大出血、生殖道损伤等，母婴的死亡风险也会增加。

2. 如何科学预防过早性行为

最好的预防办法，并不是看着小孩、盯着小孩。首先，需要对青少年进行科学的性教育，不要谈性色变，越是神秘，越是好奇，反而容易"玩火"。其次，建议父母在孩子 9 周岁后就预约接种 HPV 疫苗，主动预防宫颈癌。最后，如果真的发生关系了，父母应注意女孩的月经改变，及时发现可能的意外怀孕或者生殖道炎症，及时处理，并进行必要的心理辅导。

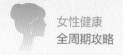

 误区解读

我的身体，我做主

随着自我意识的觉醒，不少青少年产生了"我的身体，我做主"的想法，也有一些青少年受到图谋不轨人士的利用，导致过早有性生活。这个主张看似合理，但是身心都还未发育成熟的孩子无法做出成熟、理性的分析，判断不了这种行为是否对自己有害，对对方有害。所以，这个做法是不可取的。

多久进行一次性生活比较合适？
长期不进行会不会不好

经常有人说，性生活要节制，少做一些对身体好，年纪大了之后最好不过性生活。网上也流传所谓"性爱频率公式"，根据年龄因素对性能力的影响规律，建议性爱频率＝年龄的十位数×9，所得乘积的十位数为时间，个位数为这段时间内应有的性生活次数。比如40多岁的男性，4×9＝36，在不影响身体健康和工作状态的情况下，30天可有6次性爱，大约5天一次。这看似很有道理，那么事实确实如此吗？

 小课堂 ● ● ● ● ● ● ● ● ● ● ● ● ● ●

1. **性生活多久一次比较好**

网络上流传的这个性爱频率计算公式，其实并不合理，个体之间存在较大差异。如果精力好，每天晚上都过几次性生活，只要不影响第二天的生活和工作状态就可以。当然要是好几个月都没有性生活，也不见得不行，只是建议反思一下是不是身体或者心理出了问题，必要时可以就医，如果都挺好的，也就不需要担心。所以，性生活频率没有统一的标准，次数是次要的，质量应该更胜于数量。

2. 备孕阶段，隔多久进行一次性生活比较好

小两口在备孕阶段，最好保持规律的性生活。什么是规律的性生活呢？每周 2～3 个晚上进行一次，间隔时间比较均匀，不要集中在某几天。退而求其次，也可以在监测排卵的情况下，于排卵期隔天安排同房 1 次，一般 2～3 次就可以，其他时间最好每周一次。每次排精的时间也不要间隔太久，因为长时间不排精会影响精子的活力和质量，适得其反。

 知识扩展

1. 长期没有性生活会不会影响内分泌

虽然影响女性内分泌的因素有很多，包括过度运动、不运动、减重、肥胖、熬夜、作息不规律、情绪压力大，以及不良的生活饮食习惯等，但是恰恰没有长期不过性生活这一条。同理，也不会因为长期没有性生活，就引起卵巢功能早衰。不过，有的人如果缺乏性生活，可能影响心情，晚上睡不着，就有一定的可能影响内分泌。

2. 长期没有性生活会不会影响痛经

不会的。有没有性生活，该痛经还是要痛的。痛经分为原发性

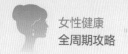
痛经和继发性痛经，其病因分类，都与性生活没有直接因果关系。不过，如果性生活没有采取科学避孕措施，导致意外怀孕，人流刮宫术可能会增加子宫腺肌病、子宫内膜异位症和盆腔炎的风险，这些疾病是继发性痛经的主要原因，从这点来说，是有一点关系的。不过，做好预防，科学使用安全套就有很好的效果。

 误区解读

长期没有性生活会影响皮肤

简单来说，有没有性生活和皮肤好不好没有因果关系。如果经常有性生活就会让皮肤变得更好，那么姑娘们也不用花大价钱去做美容护肤啦，是不是？

"爱的鼓掌"后，如何清洗更健康

最近一位20多岁的患者，因为白带增多、变黄和外阴瘙痒来医院就诊，检查发现是滴虫性阴道炎。询问病情，她和男友平时性生活之后，因为累了，常常直接倒头就睡，一直以来都没事就认为没有问题，结果最近发生了阴道炎。那么，性生活之后，应该如何正确进行清洁护理？是不是应该马上去清洗呢？

小课堂

1. 性生活后应该马上去清洁护理吗

很多人性生活后直接睡觉，也有人马上就去卫生间清洗，都不是很正确。一般情况下，性生活后私处各种分泌物混杂在一起，难受不说，时间长了不及时清理容易感染，发生外阴阴道炎症。但是，也不是必须马上就要去清洗，因为刚刚结束性生活，体力消耗比较大，全身都是汗，身体抵抗力会相对差一点，马上去冲洗反而对身体不好。一般来说，比较建议两个人事后先交流一番，大概十来分钟之后，平复下来再去排小便、淋浴或者冲洗一下外阴。

2. 需要使用专门的洗浴产品吗

很多人认为性生活后私处"污垢"较多，需要用专门的清洁用品。实际上，由于外阴皮肤黏膜比较娇嫩，如果每次都用洗浴产品反而可能造成刺激，一般使用清水冲洗就可以。不过皱褶之间的夹缝容易留死角，需要适当注意。当然，如果感觉清洗不够彻底，也可以不定期使用较温和的洗浴产品，以不引起外阴不适为宜。

 知识扩展

性生活可以减肥吗

性生活是体力活，自然会消耗一定的能量，但是真的可以减肥吗？能不能通过性生活达到减重瘦身的目的呢？国外有一项针对 18～35 岁的异性恋，一共 21 对男女的研究，结果发现性生活的确消耗能量：每次性生活，男性大约消耗 101 千卡，女性消耗 69 千

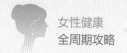

卡。可以看出，男性消耗多一点，毕竟需要更大的运动量。然后，研究者让这些参加研究的男女在跑步机上跑步半小时，结果发现，在跑步机上消耗的能量是性生活的 2 倍多。这下清楚了吗？如果指望通过性生活来减重，不如直接去跑步效果好。

误区解读

事后冲洗阴道更健康

性生活之后，阴道里可能有很多分泌物，不少姐妹喜欢冲洗阴道，误以为这样更干净，其实不然。阴道有自净功能，也有自身微生态的平衡，贸然冲洗阴道里面，反而会破坏微生态，破坏阴道局部免疫系统，增加感染的风险。所以，事后冲洗外阴即可，注意清洗外阴皮肤皱褶之间的缝隙，不要冲洗阴道里面。

性生活出现肚子疼，要不要去医院

有患者咨询，说最近一年和老公性生活时，会出现小肚子隐痛，第二天也会继续痛。如果不管它，过两天自己也会好。但是时间长了，很害怕过性生活，影响夫妻感情。于是，她先去附近医院看了医生，做了 B 超，医生说可能是盆腔炎，给开了抗菌药、中药，效果都不好，性生活时还是会痛。这到底是怎么回事？还有办法挽救夫妻生活吗？

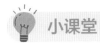 **小课堂**

1. 什么是性交痛

性交痛指的是在发生性生活时或者次日出现的疼痛。初次性生活的人，有一部分会出现阴道口疼痛，还伴有少许出血，可能是处女膜撑得有小裂口，当然，更多的人不会出现这种情况。还有的人性生活时阴道痛，可能是病菌感染导致的阴道炎、老年性阴道炎，或者太着急，阴道未经充分润滑或者舒张引起的。极端情况下，阴道痉挛也会出现明显的阴道痛，阻碍性生活。也有部分由于性生活动作粗暴，引起阴道黏膜裂伤、剧烈阴道疼痛和大量出血。

还有很多女性性交痛的部位是下腹，可能是由盆腔炎、子宫内膜异位症引起的。这种疼痛一般不会很剧烈，休息后可以缓解，不用着急去医院，择期去一趟就可以。也有人因为性生活太剧烈，引起卵巢黄体破裂、异位妊娠破裂、卵巢囊肿蒂扭转或者囊肿破裂，都会出现较剧烈的下腹痛，需要及时去医院就诊。

2. 子宫内膜异位症为什么会引起性交痛

子宫内膜异位症越来越常见，比较常见的症状是引起痛经，其实它还会引起各种盆腔痛，包括性生活时下腹痛。异位的子宫内膜组织最常位于子宫后壁下段跟直肠之间的所谓子宫后陷凹，以及子宫周围的韧带组织。随着病程延长，异位的组织会增生机化、神经异常，受到撞击时疼痛增加。

通常，医生结合患者的症状和妇科检查结果，尤其是手指触碰到盆腔有触痛的结节，基本可以诊断子宫内膜异位症。有一些不典型子宫内膜异位症病例，可以尝试短效避孕药或者地诺孕素进行诊

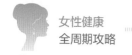

断性治疗，治疗有效，可以反过来证实疾病。

 知 识 扩 展 ////

黄体破裂

女性每个月有卵泡发育，排出卵子后会形成黄体，黄体血管丰富，表面浆膜较薄弱。一般情况下，黄体存在半个月左右会自己萎缩，大家相安无事。如果腹腔压力发生明显改变，比如在剧烈运动、性生活、腹部受撞击、长时间蹲位、长时间咳嗽等情况下，黄体可能出现破裂出血，引起剧烈腹痛。这种出血会留在腹腔内，不会流出阴道，如果出血较多，会引起脸色苍白、头晕，甚至晕倒，需要到医院急诊。

 误 区 解 读

性生活肚子疼，忍忍就好了

如果性生活时肚子疼不严重，休息后可以缓解，可以不着急去医院。抽空找医生看看，排除慢性盆腔炎或者子宫内膜异位症等问题即可。如果肚子疼较剧烈，休息不能缓解，或者伴有头晕、头痛、乏力等情况，须尽快去医院。可能存在卵巢囊肿破裂或者蒂扭转，或有内出血情况，耽误的话有一定风险。所以，性生活肚子疼，不是简单忍忍就可以的。

第一次性生活一定要知道的那些事

一对小年轻谈了 3 年恋爱，感情很好，最近准备领证结婚，然后就打算开启性生活。但是，两人之前都没有过这方面的经历。小姑娘害怕第一次会痛、会出血。男朋友则担心自己第一次会表现得不好，影响两人的感情。那么，第一次性生活，需要事先了解哪些事情，做好哪些准备呢？

 小课堂

1. 第一次性生活都会出血吗

好多女性对第一次性生活固有的观念是会痛、会出血，如果没有这样，就没办法证明自己是第一次。醒醒吧，这是封建社会留存的愚昧想法。实际上，这个观念是非常不科学的。女性阴道口有一个环形的瓣膜，一般中间有孔，可以让经血流出。有一部分女性的这个孔洞较小，第一次性生活会造成瓣膜破裂，诱发疼痛和出血，但是大多数不会这样，这与是不是第一次性生活没有因果关系。这个孔洞有可能发育得比较大，能够容纳男方进入，就不会破裂；更多的可能，是日常运动锻炼、骑车等就已经造成过瓣膜破裂，自然就不会再有疼痛和出血了。所以，双方都不需要纠结于此，真爱才是最重要的。

还有一种比较极端的情况，如果第一次性生活在没有充分润滑时就进行，或者动作过于粗暴，有可能造成阴道黏膜撕裂，引起较剧烈疼痛和较多出血。这时就需要及时到医院就诊。

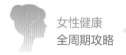
2. 第一次性生活推荐哪种避孕方法

如果暂时没有生育计划，第一次性生活，建议准备好安全套，可以多准备几个，提前练习安全套正确的使用方法，男女双方都应该较熟练掌握。全程使用安全套，不但能避孕还能减少炎症发生。

1. 身体的准备

如果是有计划地安排第一次性生活，建议做好身体的准备。首先，保证身体基本健康，生殖器官没有炎症，私处无异味。其次，头发不油腻，无头皮屑，皮肤干爽。如果因为个人卫生的原因让对方嫌弃，很可能不欢而散。所以，在性生活前，建议好好洗个澡。事后，做必要的清洗是有益健康的，但也不必在卫生间大力搓洗生殖器官、灌洗阴道，反而有害。

2. 接受第一次的各种可能

既然都是第一次，没有实战经验，所以什么结果都可能发生。比如感觉好、感觉不好、勃起失败、早泄、疼痛、进不去、没有高潮等，都是很可能发生的。不要心急，勇于接受自己的各种不完美。经验都是一点点积累起来的，做好思想准备，坦然接受。

安全套脱落到阴道取不出，会掉到肚子里

不会的！安全套脱落留在阴道里，不会掉进肚子。因为阴道和盆腹腔之间还隔着宫颈和子宫体，宫颈周围还有一层隔膜完整分隔开。宫颈中心的宫颈管是个狭窄的通道，只够让经血流出和精子穿入，根本不可能让安全套通过。遇到这种情况，如果自己取不出，可以到医院找医生，窥器撑开阴道就可取出，是一个很简单的操作。另外，如果安全套避孕失败，需要服用紧急避孕药补救。

怀孕了还可以有性生活吗

最近，新婚的玲子怀孕了，本是高兴的事，却遇到了一桩难言之隐。原来，玲子夫妇两人因为刚结婚，正是新婚燕尔、如胶似漆的时候，却因为怀孕，怕夫妻生活会影响胎儿，不敢越雷池半步。本来，日子也就这么过着。谁知一天晚上，玲子偶然在她老公的电脑上发现了"怀孕了，可以过性生活吗"的搜索记录。短短几个字让玲子心烦意乱，她把这件事告诉了闺蜜。闺蜜告诉她，这样不是办法，时间久了容易影响夫妻感情，适当几次并没有关系。这下，玲子更纠结了……

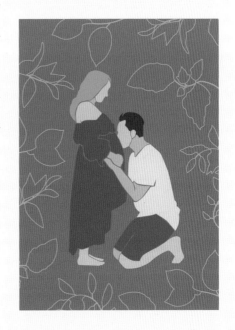

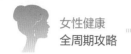

小课堂 • • • • • • • • • • • • • • • •

1. **怀孕了什么情况下不可以进行性生活**

如果有下列情况，应该**避免**孕期性生活：

（1）有过早产史；

（2）不明原因阴道流血；

（3）胎膜早破；

（4）前置胎盘；

（5）多胎妊娠；

（6）伴侣有性传播疾病等。

除此之外，只要了解了怀孕各个时期的特点，完全可以进行安全且双方满意的性生活。

2. **孕期性生活会导致流产、早产吗**

早期流产或胎停，主要与受精卵染色体异常或胚胎发育不良有关，属于偶发事件，与这一时期做了什么、没做什么关系并不大。到了孕晚期，虽然没有确凿证据显示精液可以促进宫颈成熟，但此时子宫的敏感性增加，外界的刺激和孕妇的兴奋都有可能诱发宫缩。不过不管是孕期的哪个阶段，性高潮引起的子宫收缩都是极其短暂的，不足以导致流产或早产。但是性生活过程中的机械性刺激，比如对宫颈或腹部的撞击，在胎膜有感染基础或发育不良的情况下，还是有一定概率导致胎膜早破。

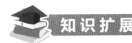 知识扩展

1. 怀孕各时期特点对性生活的影响

孕早期的准妈妈大部分有早孕反应，并有尿频、乏力、乳房胀痛等，本身还处于适应过程中，这个时期准妈妈的性欲会下降，所以需要减少同房的次数，夫妻双方可以通过沟通来确认。这个时期，因为子宫尚在盆腔内，所以采取习惯舒适的体位即可，关键在于动作要缓和，避免剧烈刺激。

孕中期为相对安全期，采用不压迫腹部的姿势，如女上、侧位、后位均可，动作不要剧烈，少刺激乳头。孕妇自身也要注意调节情绪，不要过于兴奋。

孕晚期，孕妇体重增加行动不便，体内激素也有所变化，加上注意力几乎都集中在宝宝身上，所以性欲是明显下降的。不过，只要注意动作轻柔，以及采用后位、侧位，避免腹部受压，还是可以享受性爱之乐的。

2. 孕期性生活要用安全套吗

建议使用安全套。精液含有大量的前列腺素，虽然没有确凿证据显示精液可以促进宫颈成熟，但是安全起见，用安全套可以避免精液直接被阴道吸收，减少流产风险；还可以减少体液的接触，降低孕妇感染其他疾病的机会。

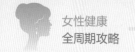

一定让他全程戴上安全套，
安全套不止可以避孕

"明明用了安全套，为什么还怀孕了？"李梅懊恼地说道。原来，李梅平时都坚持使用安全套避孕，但是男朋友嫌感觉不好，常常不戴或者感觉快要排精了才戴上，所以这次就出意外了。

 小课堂 ●●●●●●●●●●●●●

1. 为什么要全程戴安全套

不少男性喜欢"赤膊上阵"，他们觉得戴安全套很不爽，就出昏招，在最后时刻才戴上，自认为这样既不影响感觉又能避孕，两全其美。实际上，这样很不靠谱，正确的做法是全程戴安全套。

不管两人交往多久，熟悉还是不熟悉，只要打算性生活，安全套一定要全程使用起来。为什么呢？第一，男性的自我控制力并不

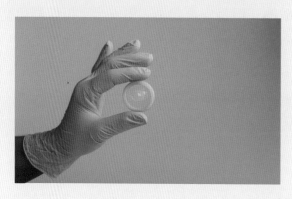

保险，很可能不能及时抽出去戴安全套；第二，在正式排精之前，其实已经有一部分前液流出，其所含的精子数已足够使女性怀孕了。

2. 安全套除了避孕，还有什么作用

首先，除了避孕，安全套最大的作用就是可以阻断一些病原体的传播，减少相关疾病的发生，比如可以减少艾滋病、梅毒、淋病、阴道炎等的发生，也能很大程度上减少 HPV 的传播。其次，对于阴茎较为敏感的男性，使用安全套也可以一定程度上降低敏感性，延长性生活时间，提高性生活质量。再次，姐妹们在医院做经阴道超声检查，探头也使用的是安全套，可以有效避免发生感染。

 知识扩展

1. 使用安全套有哪些注意事项

第一，再次强调全程使用安全套；第二，使用前检查安全套是否有破损、是否在有效期内；第三，使用安全套时尽量避免同时使用油基润滑剂，不然容易造成安全套磨损；第四，排精后及时取出安全套，检查是否有破损、精液是否有遗漏等。

2. 安全套过敏怎么办

有的女性接触安全套就会出现瘙痒、灼痛，甚至肿胀，很不舒服。这可能是安全套过敏，建议及时停下来，用清水冲洗一下，不要用手去挠，如果很快好转就不要紧。如果没有缓解、逐渐严重，就需要去医院。当然，还要排除阴道炎等情况。那么以后还能用安全套吗？可以选择不含硅胶成分的安全套，或者短效口服避孕药、宫内节育器等。

3. 酒后乱性是真的吗

有人以酒后乱性为借口为自己开脱，但是实际上恰恰相反，喝

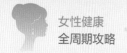

酒反而可能影响性生活体验。如果只是少量喝酒，人类的行为控制力会稍减弱，整体影响并不大。但是，如果真的喝多，酒精会抑制体内产生性欲的激素，从而减弱性生活的生理基础；小脑被酒精麻痹之后，甚至连动一动都很不现实，更不用说发生性生活了，喝醉酒的人都有过这种感觉。

 误区解读

两个套套一起用更加保险

并不是的。安全套的安全性在于它的质量而不在于它的数量，如果同时使用两个安全套，套与套之间会发生错位摩擦，容易导致安全套破损，反而会导致避孕失败，发生意外怀孕。

短效避孕药可以长期吃吗

婷婷26岁，近两年月经好几个月才来一次，最长有半年不来，还爱长痘痘。她倒是一直无所谓，也不去看医生。最近被妈妈拖到医院检查，医生说是多囊卵巢综合征，因为目前没有生育计划，建议吃短效避孕药，可以调经、避孕，又能缓解痘痘。但是婷婷非常抗拒吃避孕药，担心影响未来怀孕，还问医生："副作用大吗？能只吃一个月吗？"

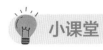 小课堂

1. 短效避孕药会影响怀孕吗

在吃药期间，可以很好地避孕。一旦停药，很快就能恢复受孕能力。如果停药开始备孕，20%的人在一个月之内可以怀孕，40%在三个月之内可以怀孕，80%在一年之内可以怀孕。虽然都不是100%，不过这跟正常女性的受孕概率差不多。而且停药之后，再怀孕也不会增加宝宝畸形的发生率，所以不用担心这个问题。倒是多囊卵巢综合征本身会影响怀孕。所以，多囊卵巢综合征患者停药备孕阶段，大多数还需要用药促排卵才行。

2. 短效避孕药有什么副作用

任何药物都有不良反应（副作用），短效避孕药也不例外。但是，临床用药需要权衡利弊。短效避孕药的好处很多，能解决很多临床问题，而且合理使用的副作用非常小。可能有人会出现类早孕反应，比如恶心、呕吐、胸胀等，这是短效避孕药迷惑身体的一个小妙招，告诉身体已经怀孕啦，实际上并没有怀孕。刚开始用药2~3月，有人会出现不规则出血，适应后会慢慢消失。还有一些不良反应可能持续得比较久，比如月经量减少、情绪低落、性欲减退。另外，短效避孕药通过肝脏代谢，如果本身就有肝硬化或者活动性肝炎，可能会损害肝功能。当然，一般情况下是不会的，大家定期做检查即可。这些副作用大多比较轻微，也能自己缓解，可以不用处理，如果严重到影响生活，须停药并及时看医生。

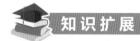 知识扩展

1. **短效避孕药会不会使人变胖**

以前的短效避孕药可能有这个副作用，但是新型的短效避孕药没有这个问题，甚至因为它们含有屈螺酮这个成分，还可能减轻体重。不过，也有一些女性吃了避孕药胃口变得更好，不自觉地多吃，因此体重增加。所以，还是得"管住嘴，迈开腿"，做好体重管理。

2. **短效避孕药会引起血栓吗**

短效避孕药含有的雌激素和孕激素是人工合成的，理论上有增加静脉血栓的风险。不过，年轻女性常规使用短效避孕药，血栓风险极低。但是，如果是 35 岁以上且经常抽烟者，或者肥胖且有高血压、高血脂等情况，或者父母有血栓病史等，要警惕血栓风险。一般也不建议高风险人群吃短效避孕药，可以尝试安全套避孕。

3. **短效避孕药会不会引起癌症**

很多人担心短效避孕药会增加乳腺癌风险。一般来说，吃避孕药的年轻女性得乳腺癌风险和不吃药的人差不多。美国有科学家研究发现，每吃 1 年短效避孕药，乳腺癌风险增加 0.013%，大概 7 000 多人中增加 1 人。至于子宫内膜癌和卵巢癌，吃得时间越久，它们的风险反而越低，也就是说，短效避孕药可以减少子宫内膜癌和卵巢癌风险。另外，常见的宫颈癌，其实跟短效避孕药没有直接的因果关系，只是吃了避孕药，性生活时再去戴安全套的次数就少，无形中增加了 HPV 感染的机会，从而增加宫颈癌风险。

小故事 短效避孕药的诞生

1950 年人类开始研发口服避孕药。1960 年 5 月 9 日，第一个名叫"Enovid"的短效避孕药被美国食品药品监督管理局批准上市。虽然它含有较大剂量的雌激素，副作用相对较大，但是美国女性宁可冒着长斑疹、生血栓的风险，也要吃这个廉价而有效的避孕药，为的就是从不停地生孩子中解放出来。它被认为是"影响人类历史进程的 100 项重大发明"之一。很多史学家认为，相对论、原子弹，甚至电脑和网络，对 20 世纪的影响力，都不及这个小药片令人震撼。

随后短效避孕药不断更新换代。虽然都是由雌激素和孕激素组成，而且雌激素成分相同，但是雌激素的剂量越来越低，孕激素的种类不停地变换，使得药物副作用越来越小，避孕效果却提高了。同时，短效避孕药的更多临床疗效也被开发出来，比如调经、止血、缓解痛经、祛痘、治疗子宫内膜异位症、保护生育力等。

紧急避孕药可以经常吃吗？
吃了又怀孕，孩子能要吗

小王坐在马桶上，看着手中的验孕棒，非常郁闷。上个月男朋友从另一个城市来看她，你侬我侬之下就有了亲密行为，明明算好了那几天是安全期，而且为了"双保险"还吃了紧急避孕药，以为肯定没问题。起初月经没按时来她也没在意，毕

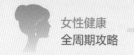
竟以前也有过这种情况，后来晚了 7 天还没来，就有点慌了，用验孕棒一测，居然真的怀孕了。对于这个突如其来的小孩，小王有点纠结：要吧，吃过紧急避孕药，怕对小孩有影响；不要吧，又怕流产伤害身体，影响以后生育。

 小课堂 · · · · · · · · · · · · · · · ·

1. 什么是紧急避孕药

紧急避孕药是用来紧急避孕的药物。那什么是紧急避孕呢？紧急避孕是指无保护性生活后或避孕失败后 72 小时或 120 小时内，为防止非意愿妊娠而采用的补救避孕方法。常用的紧急避孕药有左炔诺孕酮片和米非司酮片。左炔诺孕酮片有两种剂型，0.75mg/ 片的在无保护性生活 72 小时内口服一片，间隔 12 小时后再口服 1 片；1.5mg/ 片的在无保护性生活 72 小时内口服一片即可。米非司酮片在无保护性生活 120 小时内口服 1 片（剂型 10mg/ 片或 25mg/ 片均可）。需要注意的是，紧急避孕药服用越早，效果越好。

2. 紧急避孕药可以经常吃吗

紧急避孕药不建议经常服用，如果需要经常服用，就强烈提示需要采取常规高效的避孕方法，如宫内节育器、皮下埋植剂、复方短效口服避孕药或避孕针等。一个月经周期内如果已经使用过一次紧急避孕药，那么在接下来的性生活中都要采取可靠的避孕措施（如每次性生活都全程使用安全套等）。当然，如果实在有需要，那么一年内，甚至一个月经周期内，可以多次使用紧急避孕药。但是，要记得紧急避孕药有一定的失败率，如果有不规则出血或月经延期需要警惕怀孕的可能，可以自己用验孕棒检测。

3. 吃了紧急避孕药，还是怀孕了，小孩能要吗

答案是可以要，目前认为紧急避孕药不会危害胎儿、导致出生缺陷等。所以，不要因为服用了紧急避孕药就认为一定要放弃宝宝。

 知识扩展

1. 紧急避孕药的常见副作用

紧急避孕药服用后可能会出现恶心、呕吐、阴道出血或月经失调等，一般不需要处理。如果在服药 2 小时内呕吐，需要补服 1 片。当然，有些女性服用后没有任何副作用。

2. 服用紧急避孕药有年龄限制吗

青少年女性、育龄期女性、围绝经期女性均可使用紧急避孕药，无年龄限制。

"安全期"其实不安全，
细数那些不靠谱的"避孕"方法

小婉今年刚读大一，情人节那天，在另一城市读大学的男朋友乘高铁过来找她。两人好久未见，热情难耐，相约酒店共度良宵。不巧的是，小婉这天来月经了，不过是月经第一天，量极少，只有少许褐色分泌物，两人就发生了性行为。他们寻思，月经既然来了，就安全着呢，不会怀孕，也就没有采用避

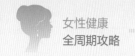
孕措施。结果一个多月后，小婉月经迟迟不再来，到医院一检查，确诊早孕！晴天霹雳，她后悔莫及。明明是"安全期"，为什么还会怀孕呢？

1. 什么是"安全期"

传说中的"安全期"是相对于排卵期来说的，网上有各种推算方法，并且信誓旦旦地说"安全期"同房不会怀孕。那么，怎么推算排卵期呢？如果是月经规律的女性，一般在预计下次月经来潮前14 天左右排卵，也可以通过基础体温监测、排卵试纸或 B 超来监测排卵。通常情况下，在排卵期前后 2 ~ 3 天同房，有较高的怀孕机会，而其他时间相对来说怀孕机会较小，大家容易误解为"安全期"。然而，学术界并没有"安全期"的说法，"安全期"并不安全。

2. 为什么"安全期"不安全

因为推测排卵期，需要一个前提，就是月经周期必须是规律的，如果月经周期不规律，排卵期就没有办法推测。关键一点，不是所有的排卵都会发生在下次月经来前的 14 天左右，有的人在月经刚刚结束时排卵，有的则是在快来月经时排卵，甚至经期排卵也有可能；有一些女性在性生活时出现高潮，有可能诱发未成熟的卵泡快速生长成熟并排出，这样就增加了意外怀孕的可能；而且，有的精子在女性体内的存活时间也比大家想象得长一点。总之，所谓的"安全期"避孕法不科学，避孕失败率很高，可高达20% ~ 30%。

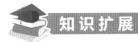 知识扩展

1. 体外排精不靠谱

有一些人深信所谓的"天然无公害"的避孕方法，比如体外排精。体外排精是指男方在预感要射精之前，将性器官抽出，在女方体外排掉精液。这个过程高度依赖男方的感觉，然而，大多数男性都没有那么好的控制力。更何况，在同房开始后，男方性器官通常已经有少量前液排出来了，其中的精子数量虽少却足够导致怀孕。所以，体外排精非常不靠谱。

2. 中途使用安全套不可靠

有人认为在排精前佩戴安全套，就可以阻隔精液进入女方体内，就没有在一开始使用安全套，而是在同房中途或者自觉要排精前才使用，这样自然容易造成避孕失败。原理跟"体外排精"一样，因为在有感觉前可能已经排出了部分前液。

3. 紧急避孕药不应作为常规避孕措施

很多夫妻或者情侣没有生育意愿，却以各种理由不使用科学的避孕方法，但他们也知道"安全期"不安全、体外排精不靠谱，然后就自以为聪明地每次同房后服用紧急避孕药。紧急避孕药作为无保护性行为的事后补救措施，的确可以用于临时的避孕需求，有一定的避孕成功率。但是，想要拉住脱缰的野马，需要非常大的力道。同理，紧急避孕药的剂量需求也偏大，难免造成一定的副作用，比如影响内分泌造成月经失调、避孕失败后容易异位妊娠等。此外，相比于全程戴套、科学服用短效避孕药等方法，紧急避孕药避孕的失败率还是高了不少。所以，大家还是需要使用科学的避孕

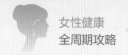
方法，不能将紧急避孕药作为常规的避孕措施，仅可用于避孕失败后的临时补救。

 误区解读

就蹭蹭不进去，不会怀孕

不少男性因为种种原因，只在女方阴道口蹭蹭，没有进入阴道，但是却在外阴阴道口排精了！这时，是可能有少量精子从阴道口游入体内，造成意外怀孕的。所以，门诊偶尔会遇到所谓"处女"怀孕的案例，道理就是这样的。

适合不同年龄层的靠谱避孕方法

医生在门诊遇到青春期女孩来做人工流产，是最让人痛心的。

奶奶带着 17 岁的孙女："医生，你说怎么办啊？她这都第二次人流了，照这样下去，身体要坏掉了。"

"小姑娘，你还小，身体还没完全发育好，最好不要有性生活，知道吗？如果有性生活，也一定要做好避孕措施，保护好自己。"

小姑娘低着头不说话，只顾自己玩手机。

"医生，小孩子能做什么避孕措施吗？我实在没办法，看也看不住，管也管不了。"

"我们可以人流同时放环（宫内节育器）或者放置皮下埋植剂，放好以后能避孕好多年，等以后长大了，要生孩子了，取出来就可以。"

小姑娘抬头看了医生一眼，马上视线又回到了手机上。

"小姑娘，你觉得可以吗？我们放环或皮埋，一次放置，可以管好几年。"

小姑娘没有抬头，只是默默地点了点头。

希望这是她最后一次人流。

 小课堂 ....

1. 什么是靠谱的避孕方法

常用的靠谱避孕方法包括长效可逆方法，如宫内节育器（俗称"环"，有效期 5 ~ 10 年）、皮下埋植剂（有效期 3 ~ 5 年）；短效方法，如复方避孕针剂（每月注射一次）、复方短效口服避孕药（每天口服一片）等；还有安全套，避孕效果比前面的方法略差，要想效果好，每次性生活都要用，且须全程使用。

2. 不同年龄阶段怎么选

以上靠谱的避孕方法无论处于哪个年龄层或生育阶段，只要排除禁忌证都可使用。不过，不同阶段的首选会有点不一样。

青少年女性，由于很难坚持正确长期使用短效方法，所以首选长效可逆避孕方法如宫内节育器、皮下埋植剂等，取出后生育能力可以迅速恢复。当然，如果能坚持正确长期使用，短效方法如复方短效口服避孕药、复方避孕针剂、安全套等也可选用。

育龄期女性，如果 2 年内无生育计划，建议使用长效方法如宫

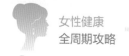
内节育器或皮下埋植剂避孕。当然，也可以根据需要和喜好选择短效避孕方法。

育龄期女性，如果 2 年内有生育计划，建议首选短效避孕方法如复方短效口服避孕药、复方避孕针剂、安全套等。也可知情同意后选择长效方法如宫内节育器、皮下埋植剂等。

40 岁以上无生育计划的女性，首选长效避孕方法如宫内节育器、皮下埋植剂等，排除禁忌证后也可使用短效方法如复方短效口服避孕药、复方避孕针剂等。使用宫内节育器的女性建议在绝经 1 年内取出。使用皮下埋植剂的女性，可能会因发生闭经而不容易判断是否绝经，可以使用到 55 岁再取出。

 知识扩展

1. 宫内节育器的有效成分

宫内节育器可以按有效成分分为含铜宫内节育器和左炔诺孕酮宫内缓释节育系统。前者通过铜离子发挥避孕作用，有效期 10 年左右；后者通过向子宫局部缓慢释放孕激素发挥避孕作用，有效期 5 年。

2. 避孕方法的额外健康益处

这些避孕方法除了预防非意愿妊娠，还有额外的健康益处。如复方短效口服避孕药可以减少月经量、缓解痛经、治疗痤疮（含醋酸环丙孕酮或屈螺酮成分的避孕药）；左炔诺孕酮宫内缓释节育系统可以治疗特发性月经过多、缓解痛经、治疗子宫内膜过度增生等；安全套除了避孕还能预防性传播疾病等。

3. 复方激素类避孕方法的禁忌证

健康女性大多可使用复方激素类避孕方法，如果有疾病情况须咨询医生后决定。需要注意的是，年龄 ≥ 35 岁的吸烟女性、体重指数大（如 BMI ≥ 35kg/m² ）的女性或有高血压、偏头痛的女性，不宜使用复方激素类避孕方法如复方短效口服避孕药、复方避孕针剂等。

产后多久可以有性生活？
产后同房注意"三要"

熬过了怀孕的 10 个月，玲子终于安全"卸货"了，在月子会所坐完月子，去医院检查下来身体恢复挺不错。回到家里，孩子有老人和保姆照顾，这下可以部分恢复二人世界了吧。但是，好像还是有一些恶露。另外，听说有个闺蜜哺乳期月经还没来又怀孕了。到底什么时候能恢复性生活呢，玲子和老公又纠结了……

 小课堂

产后什么时候能恢复性生活

一般来说，产妇身体的各个器官从胎盘娩出恢复到未孕状态至少需要 6 周，这个时期叫做产褥期，会持续或断续有恶露排出，此时进行性生活容易造成产褥感染。所以，应该在产后 6 周到医院进行产后检查，如果恢复良好且没有异常，才可以考虑恢复性生活。

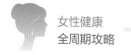

有部分剖宫产的产妇术后恢复会慢一些，到 60 天左右才能排清恶露。而且，因为剖宫产切口需要恢复，性生活时间也需要适当延长到 60 天以后。

 知识扩展

产后性生活的"三要"

第一：避免细菌感染。女性在分娩后由于抗病能力比较弱，在进行性生活时一定要注意卫生。建议夫妻双方在同房之前最好用温水进行清洗，减少感染的概率。

第二：把握好尺度。产后女性的阴道黏膜比较干燥，而且与平时相比偏薄，所以要注意动作轻柔，避免造成损伤。如果动作过于粗暴，有可能导致女性的阴道出现裂伤，从而引起出血。

第三：做好避孕措施。女性在分娩之后，月经不会马上恢复，因此很多女性认为在此期间并不会怀孕，这种想法是错误的。虽然没有恢复月经，但是排卵可以最早在产后不到 30 天就恢复，因此哺乳期怀孕并不是罕见的现象。在产后进行性生活时，一定要采取正确的避孕措施，这样能够避免出现再次怀孕，从而减少对身体造成的伤害。

答案：1. A；2. C；3. ×

健康知识小擂台

单选题：

1. 首次性生活推荐哪种避孕方式（　　）

    A. 全程戴安全套

    B. 体外排精

    C. 紧急避孕药

    D. "安全期"避孕

2. 为什么不能冲洗阴道（　　）

    A. 可以冲洗，更健康　　　B. 可以避孕

    C. 破坏阴道微环境　　　　D. 减少阴道炎

判断题：

3. 紧急避孕药可以作为常规避孕方式。（　　）

性健康与避孕
——爱自己与保
护自己自测题
（答案见上页）

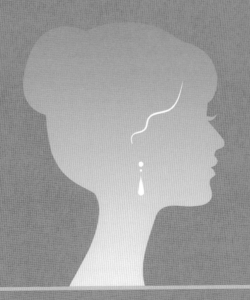

孕育——

痛并快乐
的幸福

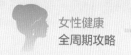

备孕的 8 个误区，你中招了吗

小雪与丈夫平时身体健康，打算备孕。小雪听说同样在备孕的同事去做了孕前检查，于是跟丈夫商量一起去做孕前检查。丈夫一听，说自己身体健康，不需要做什么孕前检查，还让妻子也不要乱花钱。那么备孕需要做孕前检查吗？备孕有什么需要注意的事情吗？

 小课堂

什么是孕前检查

任何计划生育的夫妻，应首先进行孕前咨询。孕前检查，是指通过评估夫妻双方病史、家族史、体格检查等，进行孕前咨询和适当干预来降低母亲疾病以及新生儿出生缺陷风险。

 知识扩展

备孕的生活方式改善

备孕时能够做些什么来提高备孕成功率，降低妊娠并发症呢？戒烟戒酒，减重（或增重）达到正常 BMI 范围，避免环境中的致畸物（化学污染物、放射源），加强锻炼，健康饮食，孕前 3 个月开始补充叶酸，避免熬夜，生活作息规律。

误区解读

误区一：健康夫妻无需做孕前检查

健康夫妻需要做孕前检查吗？当然要，因为有时候看上去身体健康并不代表生育能力健康，需要到医院进行评估。例如甲状腺功能减退，可能并无特殊表现，然而会使自然流产风险增高，对胎儿的神经发育造成影响，严重时可能导致新生儿呆小病发生。孕前检查是备孕的重要一环，可以发现对妊娠有影响的疾病。提前发现疾病，进行干预，对于优生优育非常重要。

误区二：孕前检查是女性的事情，与男性无关

一些人误以为怀孕只是女性的事，与男性无关。事实上，男性的精子质量对受孕至关重要。少弱精子症、无精子症、精子输送障碍等都是导致男性不育的原因。夫妻同时进行孕前检查，有利于更加科学地备孕。

误区三：孕前"携带者筛查"完全没必要做

随着科学技术的发展，一些单基因遗传病被识别。目前，临床上针对备孕夫妻提供携带者筛查。一些夫妻认为双方家庭都没有遗传病，觉得后代并不会有什么遗传风险，从而拒绝携带者筛查。那么，什么是"携带者筛查"？这项孕前检查有什么好处呢？

小明和小芳夫妻二人都是听力正常人群，宝宝却在新生儿筛查时查出 *GJB2* 基因致病位点纯合突变，而家系的基因检测结果显示，夫妻双方分别遗传给宝宝一条携带该致病基因的染色体。遗传性耳聋患儿往往会出现先天性耳聋、听力障碍、语言障碍等症状。因此，小明和小芳带宝宝去医院提早进行了医学干预，尽早治疗，

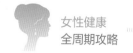
避免了由聋致哑。

当某人携带某个单基因遗传病的一个突变基因时，我们称其为携带者。携带者自身并无疾病表现，但其携带致病基因变异，可遗传给下一代。单基因遗传病可能致死、致畸、致残，目前缺乏有效的治疗手段或者治疗费用昂贵。当夫妻双方携带同一常染色体隐性致病基因变异时，生育的孩子理论上有25%的患病风险（父母双方均携带致病基因的情况下，下一代有25%的概率不携带致病基因，50%的概率携带，25%的概率患病）。"携带者筛查"针对人群中携带率较高的基因进行筛查，当夫妻双方均为某一单基因遗传病的携带者时，需要进行遗传咨询。

哪些人群应该做携带者筛查呢？其实，表型正常的健康夫妻都可以进行基因筛查，以确定携带隐性遗传病的风险。但需要注意的是，携带者筛查仅针对检测范围内的疾病，并不是针对所有遗传性疾病。怀孕后仍需产检，出生后的新生儿筛查也是有必要的。另外，高度怀疑有单基因遗传病、有遗传病家族史、生育过遗传病孩子的夫妻，应先进行遗传咨询，针对个体咨询遗传风险及生育方案。

误区四：只要双方身体健康，肯定能快速怀孕

每对备孕的夫妻都希望自己能快速成功，而尝试了一两个月后还没有怀孕就深受打击。事实上，精子与卵子的相遇，是一个自然又复杂的过程，同时与情绪、压力等有关。适当放松身心，更有利于"好孕"到来哦。当然，如果规律性生活，备孕一年还没有成功，可以到医院就诊，排查原因。

误区五：男性高龄不会影响备孕

女性高龄对生育的影响受到广泛关注，最佳生育年龄等也广为

人知，但是男性高龄对生育的影响并没有引起应有的重视。男性的生育高龄目前还没有定义，但随着多项研究的开展，男性高龄带来的影响已逐渐被发现。年龄是影响男性生育力的因素之一，同时因为年龄增长，男性的基础疾病、生理状态、不良生活方式等暴露持续时间更长，对生育力存在影响。目前研究认为，男性年龄增加与受孕时间延长、受孕率降低相关。男性年龄增加还与胎儿常染色体非整倍体风险升高有关。随着年龄增加，精子的 DNA 完整性、点突变、端粒长度、新发突变等有关因素，使常染色体显性突变增多。因此，男性也应把握好生育年龄。

误区六：孕前不能吃任何药物

一些人认为药物会对胎儿有致畸风险，孕前不应该吃任何药物，就擅自停用了治疗自身疾病的药物，这是个大大的误区。针对部分孕前存在内科疾病的备孕夫妻，例如高血压女性，在孕前就应做好评估及诊治，管理好血压；甲状腺功能减退可影响生育力和妊娠结局，备孕期及孕期左甲状腺素钠片的用量须根据甲状腺功能调整；有免疫性疾病的女性，须由医生做好评估，制定备孕期间的服药计划，不能擅自停药。总之，孕前应全面评估基础疾病状态，所有使用的处方药和非处方药都应在孕前咨询阶段进行评估，有针对性地做好备孕准备。

误区七：孕前越瘦越好

很多人在备孕时都会加强锻炼，控制体重。有些女性害怕产后肥胖，所以孕前极端控制体重。但是，体重越低就越好吗？体重指数（body mass index，BMI）用于评估人体胖瘦程度和营养状况，该指标是通过体重（kg）除以身高（m）的平方计算得来的。目前

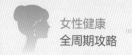

18.5kg/m^2 在非妊娠女性中被视为 BMI 最低临界值。低 BMI 会增加妊娠期间早产的风险以及新生儿低出生体重的风险。因此，孕前体重不是越低越好，控制合理的 BMI（18.5kg/m^2 ~ 24kg/m^2）更好。

误区八：只在排卵期同房

排卵前 1 ~ 2 日和排卵当日的受孕率最高。为了精准受孕，有些人仅在排卵期每天同房。但大多数研究表明，根据精子活力、形态和总计数来衡量，男性禁欲 2 ~ 3 日后的精子质量最佳，但更长的禁欲时间会导致受孕率降低。因此，每周 2 ~ 3 次有规律的性生活，并且在排卵期的时间窗内同房，精子质量最优。

孕育健康胎儿的 10 个关键词

顺顺结婚 1 年了，最近夫妻俩准备备孕，在同事的推荐下做了检查，发现 TORCH 筛查中：风疹病毒 IgG 抗体阴性、IgM 抗体阴性。她对此十分疑惑：明明小时候已经接种了疫苗，为什么没有抗体？在咨询医生后，她注射了麻疹、腮腺炎和风疹联合病毒活疫苗，之后复查抗体转阳，在避孕 3 个月后成功受孕。她表示很庆幸，还好孕前检查发现了，否则妊娠期间感染风疹可是很麻烦的事情。

那么，孕育一个健康宝宝，我们都需要注意哪些方面呢？以下列出十个关键词，分别涉及孕前、孕期及产后三大时期。

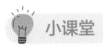 小课堂

孕前

关键词一：孕前检查

孕前检查一般在怀孕前的 3~6 个月进行，帮助夫妻双方评估身体状态，评估妊娠风险，调整男女双方至良好的待孕状态，是出生缺陷三级预防的第一站。建议待孕夫妇尽可能完善孕前检查，基础检查项目包括：

女方：血常规、凝血、肝功能、肾功能、血脂、血糖、血型及抗体筛查、甲状腺功能、传染病筛查、妇科 B 超（月经干净后 3~7 天）、心电图、宫颈癌筛查、TORCH 筛查、特殊单基因病的筛查等。

男方：血常规、凝血、肝功能、肾功能、精液常规检查（同房或者手淫后 3~7 天）、特殊单基因病的筛查。

针对孕前检查异常情况，可进一步咨询医生。其中，与胎儿发育息息相关的项目及意义如下：

（1）血型及抗体筛查：发现稀有血型或者抗体异常者，对判断母儿血型不合有重要意义。

（2）甲状腺功能检查：甲状腺激素对胎儿智力发育非常重要，早发现甲状腺功能异常并且早干预可能改善母儿预后。

（3）传染病筛查：早期发现病毒携带者，有针对的抗病毒治疗可以减少母胎传播的风险；发现肝炎病毒抗体滴度低下者，可能可以通过疫苗接种增加抵抗力，避免孕期感染风险。

（4）TORCH 筛查：通过弓形体（toxoplasma）、风疹病毒

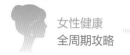
（rubella virus）、巨细胞病毒（cytomegalovirus）、疱疹病毒（herpes simplex virus）、其他（比如细小病毒 B19 等）评估准妈妈感染或免疫状态。若风疹病毒抗体阴性的，可通过麻疹、腮腺炎和风疹联合病毒活疫苗接种增加抵抗力；若弓形体、巨细胞病毒、单纯疱疹病毒、其他（比如细小病毒 B19 等）抗体异常，可咨询医生，是否适合妊娠、暂缓妊娠及后续是否需要复查。

（5）特殊单基因病的筛查：随着技术的发展，少数单基因病的筛查也列入孕前检查项目，包括耳聋、脊髓性肌萎缩、脆性 X综合征等。可以通过夫妻双方基因筛查，早期评估子代风险，有针对地减少缺陷胎儿的出生或出生后有预期地减少危害暴露，减少致畸、致残发生。

关键词二：叶酸和其他营养元素补充

叶酸：经过孕前评估后适合妊娠的男女双方，孕前 3 个月起就可以口服叶酸 0.4 ~ 0.8mg/d，以预防胎儿神经管缺陷。此外，夫妻双方应调整生活状态，如适当运动、戒烟戒酒、作息规律、避免熬夜等。

其他：孕 14 周起，普通孕妇可通过膳食等摄入钙 800 ~ 1 000mg/d，以预防或改善腿抽筋、骨质疏松或腰腿疼痛。孕中、晚期通过增加含铁丰富的食物或含铁复合维生素，保证铁摄入 25 ~ 30mg/d，若发生贫血等情况，可以通过加大铁剂摄入改善缺铁性贫血的情况。目前没有足够的证据提示 DHA 能够改善母儿的预后，因此不常规推荐孕期使用 DHA。

孕期

准妈妈确认怀孕后，为了保障母儿的安全，需要进行系统产前检查，检查项目包括：血常规、凝血、肝功能、肾功能、血脂、血糖、血型及抗体筛查、甲状腺功能、传染病筛查、胎儿颈部透明层厚度筛查（nuchal translucency screening，NT screening）、非整倍体筛查（唐氏筛查、无创产前筛查）、大排畸检查、口服葡萄糖耐量试验、B 超、心电图、宫颈细胞学检查、胎心监护、B 族链球菌检查等。其中，与胎儿发育直接相关的项目及意义如下。

关键词三：早孕 B 超

在确认怀孕后，应尽早完善 B 超检查。除排除异位妊娠等疾病外，早孕 B 超的重要意义在于根据胚芽长度核实孕周，所以准妈妈们需要保留早期的 B 超报告。

关键词四：NT 筛查

妊娠 11～14 周进行 NT 的测量有助于筛查胎儿非整倍体。这是一次小型的畸形筛查，有助于早期胎儿结构畸形的筛查。

关键词五：非整倍体筛查

妊娠 14～20 周进行孕中期唐氏筛查，以筛查 13、18、21 三体综合征，经济实惠，但是检出率较低，约 60%～70%。无创产前筛查（noninvasive prenatal testing，NIPT）可取代中期唐氏筛查，准确率较高，约 95%～99%，但是价格相对较高。唐氏筛查或 NIPT 出现问题，均需要咨询医生是否进行下一步产前诊断，包括羊膜腔穿刺，以进一步确认。

关键词六：胎儿结构畸形筛查

妊娠 20～24 周进行 B 超检查，系统性排查胎儿明显的结构畸形。对于筛查结构异常的情况，需要胎儿医学科专家进行进一步评估及解读。

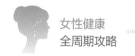

关键词七：必要的产前诊断

产前诊断，又称"宫内诊断"或"出生前诊断"，是在胎儿出生前应用各种检测手段，评估胎儿宫内发育情况，常见方法包括绒毛活检、羊膜腔穿刺、脐静脉穿刺等。不同于产前筛查的普遍适用性，产前诊断是在怀疑胎儿遗传异常或感染等特殊情况下进行的。一般认为，有下列情况之一者可进行产前诊断：35 岁以上的孕妇、可疑胎儿发育异常、已生过染色体异常儿、夫妻任何一方为染色体畸变携带者、夫妻双方有染色体异常者、近亲婚配的夫妻等。

关键词八：血糖及体重管理

妊娠 24～28 周时可以通过口服葡萄糖耐量试验评估准妈妈们是否有妊娠糖尿病，并对其进行血糖管理。长期血糖控制不佳可影响胎儿发育，增加母儿远期糖尿病风险。此外，即使是糖耐量试验结果正常的孕妇，也不能放纵自己，要管住嘴、迈开腿，控制体重增长，这有助于减少妊娠期母儿并发症、改善母儿近远期预后。

关键词九：特殊疾病的预测及预防

特殊疾病的预测及预防手段主要包括：针对肥胖、多囊卵巢病史等妊娠糖尿病高危人群的早期糖耐量试验，推荐妊娠糖尿病的早期诊断和干预；针对临床高危因素或者联合筛查识别的子痫前期高风险人群，采用阿司匹林、钙剂、运动、饮食等的联合干预预防子痫前期；针对孕中期反复妊娠丢失、早产史、孕期短宫颈等早产高风险人群，采用孕酮、宫颈环扎等手段预防早产等。总体来讲，特殊疾病的预测和预防需要专业的综合评估，准妈妈们需要向医生提供准确的病史和报告。

产后

关键词十：新生儿筛查

经过了产前、孕期的"过五关斩六将"，好不容易挨到了分娩。那么分娩后的新生儿筛查我们还能做什么呢？

首先，我们要明确的是，并不是所有先天性疾病都可以通过产前检查发现。因此，新生儿出生后的筛查显得极其重要。新生儿筛查是在出生后对某些先天性疾病或遗传代谢疾病和畸形的筛查。国内确定开展筛查的新生儿遗传代谢疾病包括：先天性甲状腺功能减退症、苯丙酮尿症、先天性肾上腺皮质增生症、葡萄糖 -6- 磷酸脱氢酶缺乏症和听力筛查五项。此外，耳聋基因筛查有助于明确是否有迟发性耳聋和药物性耳聋的风险，以利于提前干预；还建议新生儿期进行心脏病的筛查。另外，其他多种相对常见的遗传代谢病、染色体核型的检查，可作为选择供有需要的家庭咨询。

知识扩展

特殊状态的孕妇需要如何处理呢

一些特殊状态的孕妇，包括严重睡眠障碍、焦虑抑郁、有不良孕产史的孕妇，我们推荐向医生寻求帮助。各专科医院开设了多个专科门诊，睡眠障碍门诊、孕产妇心理门诊、孕前门诊、早孕门诊等多类专科门诊可以提供帮助。孕妇为胎儿提供氧气和营养，只有孕妇状态良好，才有机会提供给胎儿良好的供给，以利于胎儿的健康成长。

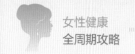
辅助生殖技术知多少

　　小陈夫妇结婚 3 年多了，夫妻生活也正常，但一直没有怀孕。小陈去年到医院检查，说输卵管有点堵，于是做了治疗，可近 1 年过去了还是没能怀上。小陈的年龄越来越大，家里父母也催得急，想让他们尽快生个孩子。亲戚推荐可以去做试管婴儿，可是小陈夫妇很担心试管婴儿是在试管中长大的，会不会不健康？使用大量激素促排卵会不会对小陈的身体伤害很大，甚至加速衰老，提前进入更年期？

小课堂 ● ● ● ● ● ● ● ● ● ●

1. 试管婴儿是在试管里面长大的吗？会不会不健康

　　试管婴儿是一种辅助生殖技术，通过将卵子和精子在体外受精，短期培养后将早期胚胎移植到母体子宫，并使其发育成熟，以帮助那些不孕不育的夫妇实现生育的目的（不孕不育指 1 年未采取任何避孕措施，性生活正常而没有成功妊娠）。试管婴儿的整个过程通常包括卵巢激素刺激、手术取卵、在实验室中将卵子和精子结合、胚胎培养，最后将胚胎移植到母体子宫。受精卵的形成过程需要一些试管、培养皿等实验室设备的支持，但整个胎儿的发育过程还是在母体子宫内进行的，一般仅在体外培养 3 ~ 5 天，最多不会超过 7 天。试管婴儿技术目前已经非常成熟，在许多情况下已经证明是一种较安全的辅助生殖方式，可帮助许多不孕不育夫妇生育健康的孩子。目前并没有足够的证据表明通过试管婴儿技术生育的孩子与自然妊娠的孩子相比不健康。

2. 做试管婴儿需要使用大量激素，对女性身体有伤害吗？一次要取很多卵子，会加速女性衰老吗

试管婴儿过程中使用的一定剂量的激素是为了促进卵巢中多个卵泡同时发育，增加可用卵子的数量，并控制排卵的时间。目前的研究表明，尽管激素治疗可能引起一些副作用，如腹胀、乳房胀痛、情绪波动等，但在合理的剂量和监控下，一般不会对女性身体造成明显的伤害。而且，医生会根据每个人的情况制定个性化的治疗方案，并密切监测激素水平，控制使用量，以达到最佳治疗效果。通常情况下，每个促排卵周期取十几枚卵子为最佳。

根据当前研究和临床实践的结果，做试管婴儿的过程虽然需要取多个卵子，但这并不会加速女性的衰老。女性的卵巢中储存着非常多数量的卵子，每个月有一批卵子同时发育，但自然情况下每个月排出的数目很少（一般每月排出一枚），还有很多卵子会发育闭锁，使用促排卵药会使那些原本要自然发育闭锁的卵泡也能正常发育，被取出后用于受精和胚胎培养，并没有提前动用卵巢储备，所以试管婴儿取多个卵子不会加速卵巢功能的衰退。

知识扩展

试管婴儿分为一代、二代和三代，并非代数越高越好

随着辅助生殖技术的发展，按照试管婴儿技术的发展顺序和适应证，医学上将试管婴儿分为一代、二代和三代，每一代都代表了

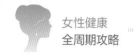

一定的技术发展，但并不代表一代比一代更高级。每一代技术进步的重点和目标不同，分别适用于不同的疾病，有着各自的优缺点，所以每一代都有其独特的价值和意义。

一代试管婴儿，医学上称为体外受精 - 胚胎移植，是指分别将卵子与精子取出后，放置于体外培养系统内使其自然受精，再将发育成的胚胎移植回母体子宫内以实现妊娠，主要适用于女性因素如输卵管不通畅、不排卵等原因引起的不孕。二代试管婴儿，医学上称为卵胞质内单精子注射，是指借助显微操作系统，将单个精子人为地注射到卵子胞质内使其受精，再将培养成的胚胎移植回母体子宫，主要适用于男性少、弱、畸形精子症等原因导致的不育。三代试管婴儿，医学上称为植入前遗传学筛查，是在二代技术的基础上发展而来，指体外受精发育成的胚胎在移植回母体子宫前，对胚胎上少量细胞（一般 1～10 个）进行遗传学检测，选择不患病的胚胎进行移植，主要适用于有染色体病、单基因病等遗传性疾病的夫妇，也可用于人类白细胞抗原配型，用于救治同胞。

此外，随着技术的发展，近些年已经出现第四代试管婴儿，即将一个异常细胞的细胞核和另一个优质卵细胞的细胞质组合成一个新的卵细胞。但该技术目前存在较大的安全隐患和伦理争议，所以在绝大多数国家是禁止临床使用的，仍处于科学研究探索阶段。

误区解读

一对夫妇可以自然怀孕，前面两胎都生的是女儿，他们想生个儿子，可以直接去做试管婴儿

试管婴儿是针对不孕不育患者的辅助生殖技术，目前在我国只有明确诊断为不孕不育和具有遗传病家族史的夫妇才能考虑做试管婴儿，其他不符合条件的夫妇，是不允许做试管婴儿的。而且，目前我国法律明确规定：禁止非医学需要的胎儿性别鉴定，所以做试管婴儿是不允许挑选性别的！

试管婴儿热门
话题"知多少"

感冒吃药，却发现怀孕了怎么办

顺顺 8 月 22 日来月经，8 月 30 日月经结束，9 月 15 日到 9 月 20 日感冒发烧，吃了药，10 月 1 日因为月经没来，试纸测试发现自己怀孕了。她想到自己一直不容易怀孕，虽然现在怀孕了，但是近期又吃了感冒药，十分焦虑，于是去咨询了医生，最终还是决定继续怀孕。孕期一路"过五关斩六将"，通过了一次次的产检。现在孩子已经两岁了，生长发育正常，她很庆幸当初没有放弃这个生命。

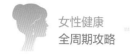
小课堂 •

1. 感冒吃药，却发现怀孕了怎么办

受精后 14 天内，绝大多数药物对胚胎的影响可以分为两类：一类是影响胚胎的发育，胚胎会自己流产；另一类是对胚胎并未造成影响，可以继续正常发育下去。这就是我们经常听说的"全或无"理念，这种情况下如果出现孕早期阴道见红、腹痛等先兆流产的症状，不建议坚持保胎治疗。受精 3 周到 3 个月是胚胎快速发育的时间，为致畸敏感期，用药咨询需要考虑用药类型、用药时间、用药剂量等。所以，如果孕妇意外暴露于药物，不要慌，准确回忆好末次月经时间、同房时间、月经周期、用药类型、用药时间和剂量，咨询产科医生，不要轻易放弃生命。

2. 怀孕期间感冒了怎么办

孕期感冒要区分普通感冒和流行性感冒。二者有许多相同的症状，但也有一些重要的区别。普通感冒以干咳为主，最常见的症状为打喷嚏、鼻塞、流涕、咽痛、咳嗽，可以有轻度胸闷、轻度肌肉疼痛，有时有乏力虚弱感，但不普遍；发热和头痛不常见。感冒症状通常在 10 天内消失，但部分患者可持续达 2 周，咳嗽可能持续时间更长。在极少数情况下可以导致严重的问题，比如肺炎或其他感染。流感就不一样了，可以表现为发热（通常在 38 ~ 39℃，持续 3 ~ 4 天）、咳嗽（咳嗽可能变得非常严重）、头痛，肌肉疼痛及全身乏力非常常见，而且可以在发病初期就表现出来，持续 2 ~ 3 周，也可以伴或不伴鼻塞或流鼻涕、打喷嚏、喉咙痛等症状。

普通感冒可以不用马上到医院就诊，注意休息，适当补充水分，保持室内空气流通即可。此外，我们可以使用一些药物来改善症状，包括生理盐水鼻喷雾剂、氨溴索、对乙酰氨基酚等，建议在医生的指导下用药。如果出现发热，体温超过38℃，并伴有寒战、食欲丧失或呼吸困难；发热且患有肺部疾病，如肺气肿或哮喘；咳嗽持续10日以上；咳嗽时胸痛、呼吸困难或咳出血等情况，建议及时就诊。

3. **孕期感冒要不要用抗生素**

普通感冒是由病毒引起的，而抗生素对病毒是无效的，因此不建议应用抗生素。但如果是急性流行性感冒并发细菌感染，如细菌性肺炎、中耳炎或鼻窦炎等，可以使用抗生素。

4. **孕期发热要不要使用退热药**

部分普通感冒孕妇可有发热症状，如患者体温不超过38℃，一般不需要使用退热药，可通过温水擦浴、冷毛巾湿敷、使用冰枕等物理方法降温。如患者体温超过38℃且物理方法降温效果不明显，或发热引起患者明显不适，可以使用退热药进行治疗。在解热镇痛药中，首选对乙酰氨基酚，可以用于妊娠期任何阶段。吲哚美辛在妊娠32周之前也可以使用，但32周后不能用，因为可以诱发胎儿动脉导管早闭和肺动脉高压。

5. **如何预防感冒**

治病不如防病，尤其对于孕妈妈来说，不生病当然是最好的！如何预防感冒呢？让我们从这几点做起：

（1）勤洗手：引起普通感冒的病毒可在桌子、门把手和其他物体表面存活至少2小时。所以我们要经常用肥皂和水，或使用含酒精洗手液洗手。

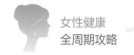

（2）远离患病人群：预防流感，远离已知的患病人群。

（3）建议接种流感疫苗：在流感季节，建议备孕的女性接种流行性感冒灭活疫苗，孕妇也可以接种灭活疫苗，但是注意不能接种减毒活疫苗。

 知识扩展

1. 妊娠期药物的分类

美国食品药品监督管理局根据药物对动物和人类的不同致畸风险，将药物分为 A、B、C、D、X 五级。妊娠期用药尽可能选择A、B 级；C 级药物须权衡利弊，在医生的指导下慎重使用；D 级药物除非在疾病危及孕妇生命，或是其他较安全的药物治疗无效的严重疾病时才考虑使用；X 级药物须严格禁用。每一类药物分类可以在药物说明书中阐明。

A 级：在人类有对照组的研究中，证明对胎儿无危害。包括多种维生素、孕期维生素制剂，但不包括大剂量维生素制剂。

B 级：动物实验证明对胎仔无危害，但尚无人类的研究；或动物实验证明有不良作用，但在人类有良好对照组的研究中未发现此作用。

C 级：动物实验发现可能有危害，但是无人类危害的证据。要慎用，如果有可以替代的药物则选用替代药物，否则在权衡利弊后使用。

D 级：对人类胎儿明确有害。在临床非常需要，又无可替代药物时，充分权衡利弊后使用。

X 级：对胎儿明确有致畸作用，妊娠期禁用。如米非司酮、利巴韦林、异维 A 酸等。

其他：有些药物在不同胎龄的分级是不一样的。比如地塞米松、泼尼松，三个月以内是 D 级，三个月之后就是 C 级。有些药物其给药途径不同，妊娠分级亦会发生变化。如四环素，皮肤外用时为 B 级，眼部外用或口服则为 D 级。大剂量的维生素 A，如每日剂量 2 万 IU 可致畸，为 X 级。

2. **孕期用药需要遵循以下原则**

（1）有明确的指征，避免不必要用药。

（2）根据病情，在医师指导下选择有效且对胎儿相对安全的用药。

（3）尽量单独用药，避免联合用药。

（4）选择结论比较肯定的药物，避免使用新的、对胎儿影响不明的药物。

（5）严格掌握用药剂量和用药持续时间。

（6）病情允许的情况下，尽量避免孕早期用药，推迟到孕中、晚期用药。

 误区解读

孕期用药对胎儿可能有影响，所以为了安全起见，不用药最安全

并非绝对。孕妇用药遵循"遵医嘱"的原则，因为孕妇的健康有利于胎儿的正常发育。患有急、慢性疾病时应该及时就医咨询，比如孕早期的持续长时间高热，也会影响胎儿发育，特别是循环系

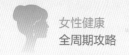

统的发育。所以孕期不用药是建立在孕妇健康状态良好的基础上，该用的时候还是要用药，这时寻求专业医师的意见就显得尤为重要。

早孕"见红"，都要保胎吗

小琳多年不孕，年前发现怀孕后非常惊喜，全家人都将其视为掌中宝。可是，她在怀孕40多天突然少量"见红"，医院检查结果提示孕酮偏低。家人无比紧张，开启全力保胎模式，各种保胎药物一通猛吃，各种营养品一通猛补；甚至除大小便外不许小琳下地，饭菜送到床上。不久，小琳出现下肢肿胀，医院诊断为下肢深静脉血栓，所幸经过紧急救治挽回一条生命。

 小课堂

1. 早孕"见红"的常见原因有哪些

早孕，即妊娠早期，是指末次月经结束第 1 天起，至妊娠第 13 周末。妊娠不同阶段均可发生阴道出血，即"见红"，而妊娠早期尤为常见，约 20% ~ 40% 的早孕孕妇发生过"见红"。早孕"见红"的原因有很多，不要看到"见红"就保胎，保胎更不需要绝对卧床。首先要寻找原因，才能对症治疗。早孕"见红"的常见原因有：

（1）胚胎着床：常发生在受精后第 6 ~ 7 天，量很少，色淡红。推测与受精卵在蜕膜（经过蜕膜反应之后的子宫内膜）着床有关，与流产等不良妊娠结局无关。一般不需要干预。

（2）非产科因素：外阴、阴道、宫颈或子宫病变（如息肉、感染等），尿道肉阜或者痔疮等，均可能被患者认为是"见红"，这需要妇产科医生通过询问病史和体格检查等予以鉴别诊断后对症治疗。比如阴道炎可以使用对胎儿安全的阴道药物；宫颈息肉可以随访观察或通过小手术摘除。

（3）异位妊娠（宫外孕）：表现为不规则出血，常被误以为"月经来潮"而忽视。育龄期女性不规则阴道流血，首先应该通过检测尿液或血液的人绒毛膜促性腺激素（human chorionic gonadotropin，hCG）除外妊娠相关疾病；如果伴有腹痛，更要高度警惕，随时就诊，异位妊娠腹腔内出血有危及生命的可能。需要强调的是，有宫内节育器或者口服过紧急避孕药也可能怀孕，甚至发生异位妊娠。

（4）流产相关的出血：最为常见，包括先兆流产、难免流产、不全流产、完全流产、稽留流产等。虽然流产是大家不想看到的结局，但确实难以完全避免。积极查找病因，尽量避免再次发生，是值得关注的问题。引起流产的原因包括遗传因素、内分泌因素、感染因素、免疫因素、器质性原因等。上述流产类型中，只有先兆流产是有希望保胎成功的，也是患者最为关注的。

2. 早孕"见红"，都需要保胎吗

需要明确指出的是，先兆流产并不一定会发生流产。事实上，在妊娠 7～11 周时，90%～96% 存在心管搏动和"见红"的妊娠并不会流产。目前的证据表明，2 次以上自然流产史的患者出现早孕"见红"，孕激素保胎可能获益；而没有自然流产史的患者，补

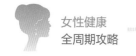
充孕激素并不会减少流产等不良妊娠结局的发生。

3. 早孕"见红"，要注意什么

做个有心人，设法评估出血量或拍照留给医师评估；如果有组织物排出，需要保留排出的组织并在就诊时交给医生。

如有出血伴有腹痛，起身后感觉头晕，需要尽快就诊。这提示可能已经出现严重失血，甚至可能导致休克，有危及生命的风险。尤其是异位妊娠时，腹腔内的出血量与可以看到的阴道流血量差距很大。

积极配合医生评估，不要排斥妇科查体和经阴道超声检查，这些并不会增加流产发生风险。而且，妊娠早期的超声检查可以帮助排除异位妊娠，评估宫内胎儿的健康状况，并帮助核实孕周以确定预产期。

早孕保胎，千万不能"绝对卧床"。妊娠期血液高凝，容易形成血栓；长期卧床血液流动减少，更容易发生血栓。一旦栓子脱落，会危及孕妇生命。目前并没有证据表明下床活动会导致流产风险增加；相反，适当地活动可以帮助缓解便秘、舒缓精神压力、降低血糖等，有助于保胎。因此，孕早期保胎过程中适度活动只会获益，而不会增加流产风险。

 知识扩展

什么情况下考虑胚胎停育

超声是诊断胚胎停育的金标准。很多超声指标可以怀疑流产可能性，当满足以下情况时可以确诊：①顶臀长 ≥ 7mm，无心跳；

②平均孕囊直径≥ 25mm，无胚胎；③前次超声发现孕囊但没有卵黄囊，2 周后仍没有胎心搏动；④前次超声发现卵黄囊，11 天后仍没有发现胎心搏动。

 误区解读

孕早期可以反复查孕酮和 hCG

孕 10 周以前体内孕激素多来源于卵巢的分泌，呈现脉冲性释放，变异范围大，监测血清孕酮水平不能有效预测妊娠结局。虽然孕早期血 β-hCG 水平能够在一定程度上反映绒毛活性，但与妊娠结局也没有直接的关系，并不能根据血 β-hCG 水平决定是否终止妊娠。通俗来讲，好的胚胎不需要查，不好的胚胎查了也没有用，既不根据检查结果判断是否保胎或继续妊娠，也没办法根据检查结果进行干预来达到改善妊娠结局的目的。

怀孕后剧吐，可不是"娇气病"

小华与丈夫备孕半年，原本该来月经的日子月经并没有来，小华自己用验孕棒测试显示阳性，两人沉浸在即将为人父母的喜悦中。然而确认怀孕后两周左右，小华开始出现妊娠反应，早上起来刷牙时就感到恶心，看到以前喜欢吃的食物也丝毫没有胃口。家里的老人说这是正常现象，小华和丈夫想着忍一忍就能过去。过了几天，情况并没有好转，反而更重了。小

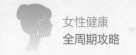

华每天呕吐 7 ~ 8 次甚至更多，别说吃饭，连喝水都吐，体重也从孕前的 50kg 掉到了 46kg。这种情况别说上班，对小华的日常生活也造成了影响。有人甚至说，是不是小华太娇气，以前谁怀孕不是这么过来的，怎么就她这么金贵。那么怀孕后剧吐，真的是娇气病吗？

 小课堂 ● ● ● ● ● ● ● ● ● ● ●

1. 什么是妊娠剧吐

妊娠剧吐是临床上的诊断，目前并没有明确的诊断标准，一般发生在孕早期，经过数周会出现好转，且须排除其他一些可能导致呕吐的疾病，例如胃肠炎、胰腺炎、病毒性肝炎、甲状腺功能亢进、中枢性疾病等。一般来说，妊娠期恶心和呕吐在妊娠 5 ~ 6 周时出现，约 9 周达到高峰，到 16 ~ 20 周缓解，但仍有一部分人可能症状持续至孕晚期甚至分娩。若妊娠相关呕吐是在孕早期开始的，恶心和呕吐严重，影响进食及饮水，严重影响日常生活，且伴有体重比妊娠前下降、尿酮体阳性，此时要警惕可能为妊娠剧吐。

2. 为什么会出现妊娠剧吐

目前来说，妊娠剧吐可能由多种原因导致。比如激素的变化，血清 hCG 水平高可能是妊娠剧吐的原因之一，因为早孕反应出现及好转的时间与孕妈妈的血清 hCG 上升、下降的时间相吻合，而且在多胎妊娠、葡萄胎这类 hCG 水平明显升高的孕妈妈中，妊娠剧吐发病率更高。同时，血清 hCG 浓度高可激活促甲状腺激素受体，因此一部分妊娠剧吐患者存在一过性甲状腺功能亢进。妊娠期雌激素和孕激素的浓度会升高，而孕激素可以导致平滑肌舒张，导致胃肠排空时间增加。精神紧张、焦虑、抑郁也是导致妊娠剧吐的原因之一。因此，妊娠剧吐并不是孕妈妈挑食、娇气，而是多种原因引起的不适。

 知识扩展

1. 出现妊娠剧吐有什么后果

有些人不把妊娠剧吐当回事，认为这是一个正常的过程，忍忍就过去了。然而，妊娠剧吐可导致电解质紊乱和酸碱平衡紊乱。由于此时进食和饮水量减少，进一步加重了电解质紊乱和酸碱平衡紊乱，可出现酮症。一部分人也会出现肝功能异常。严重呕吐引起维生素 B_1 缺乏可诱发韦尼克脑病，导致木僵或昏迷，甚至死亡。因此，在出现妊娠剧吐时，要及时就医。

2. 出现妊娠剧吐应该怎么办

出现妊娠剧吐时，应该及时至医院就诊，配合诊疗。孕妈妈需要放松心态，家人也需要理解并配合。另外，减少环境诱因如刺激性气味（烟味、讨厌的食物味道等），让房间适当通风、避免闷热等也是有帮助的。

3. 出现妊娠剧吐会对胎儿有什么影响吗

很多孕妈妈及家人担心，吐得这么厉害会不会影响胎儿发育。目前来说，妊娠剧吐患者后代先天性异常的发生率并未增加。若妊娠剧吐患者妊娠前体重在正常范围内，经过及时支持治疗，妊娠后期有"追赶性"体重增加，对胎儿的大小影响不大。但是如果出现重度妊娠剧吐，且后期体重没有"追赶性"增加，胎儿则有可能出

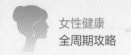
现生长受限。因此，及时就诊，积极配合诊疗非常重要。

 误区解读

妊娠晚期出现的呕吐一定是妊娠导致的

妊娠剧吐症状通常始于妊娠 5 ~ 6 周，约 9 周时达高峰，一般到妊娠 16 ~ 20 周时缓解，且须排除其他疾病。所以，妊娠晚期出现的呕吐，更应考虑是其他原因引起的，例如急性胃肠炎、子痫前期、妊娠期急性脂肪肝、胰腺炎等，需及时至医院就诊。

无创产前筛查与羊膜腔穿刺，到底该选谁

王女士今年37岁，备孕多时终于如愿怀孕，在经历了"见红"、保胎等种种波折后，终于度过了孕早期，并顺利通过了超声 NT 筛查。因为达到了高龄产妇的标准，产科医生向王女士提出了羊膜腔穿刺的建议。王女士从网络上了解到羊膜腔穿刺需要在肚皮上扎针，还有流产的风险。那么，是否还有更安全的方式来判断孩子是否会有染色体异常呢？在听取了医生对羊膜腔穿刺和无创产前筛查的风险利弊比较之后，王女士选择了无创产前筛查，结果提示低风险。然而在后续的大排畸中，又发现了胎儿股骨短的情况，最终还是进行了羊膜腔穿刺。那么，无创产前筛查和羊膜腔穿刺，到底该选谁呢？

小课堂

1. **和羊膜腔穿刺比较，无创产前筛查的优势和劣势分别是什么**

　　无创产前筛查是通过抽取母亲外周血检测血浆中游离 DNA 片段（包含胎儿游离 DNA 片段），计算得出胎儿患染色体病的风险。它最大的优势就在于无创，不存在流产风险，而且最早在 9 ~ 10 周就可以进行检测（太早检测失败的风险会增加，国内指南建议 12 周后进行检测）。而羊膜腔穿刺存在一定的流产风险，一般到 16 周后才能进行。但无创产前筛查是一项筛查试验，并不能确诊，可存在一定的漏诊和误诊，需要通过羊膜腔穿刺等产前诊断才能做出最终诊断。另外，无创产前筛查的疾病筛查范围有限，仅能提示常见的染色体异常和拷贝数变异，而羊膜腔穿刺检测范围最广，准确率最高。

2. **羊膜腔穿刺是怎么做的，疼不疼，会扎到胎儿吗，会流产吗**

　　羊膜腔穿刺是在超声的实时监护和引导下，将一根细细长长的穿刺针经过腹壁及子宫壁穿刺进入羊膜腔，抽取一些羊水，送到实验室进行一系列的遗传学检测。穿刺针和平时生病打针用的针粗细差不多，所以一般不需要打麻药，疼痛感一般可接受。整个穿刺过程都在 B 超的实时监护下，医生会避开胎儿，在最适合和安全的位置进针，所以不用担心会扎到胎儿。羊膜腔穿刺的总体流产率在 1‰ ~ 3‰ 左右，绝大多数情况下，都能顺利度过。

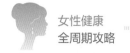

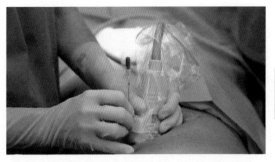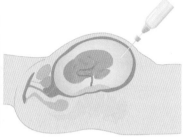

 知识扩展

1. 高龄产妇生育唐氏综合征患儿的风险究竟有多高

当孕妇年龄超过 35 岁时，胎儿染色体异常的风险明显升高。其中，21-三体综合征，又称唐氏综合征，是最常见的一种染色体异常，部分胎儿会自然流产，但也有胎儿可以存活至足月分娩，因此对高龄孕妇进行唐氏综合征的产前筛查和诊断具有重要的意义。孕妇在 35 岁时，生育唐氏综合征患儿的风险大约为 1/300，40 岁时达到 1/100，而 45 岁时将高达 1/23！因此，适龄生育非常重要。

2. 无创产前筛查，筛查的是什么

无创产前筛查（noninvasive prenatal testing）简称 NIPT，是主要针对 13-、18-、21-三体综合征这三种最常见的染色体异常的筛查，可以理解为 NIPT 主要看的是三对染色体的整体数目有没有多了或者少了。

3. 哪些情况会影响结果，不建议无创产前筛查

如果存在以下情况之一，如双胎一胎胎死宫内、夫妻明确染色体异常、一年内接受过异体输血、合并恶性肿瘤或重度肥胖（BMI

> 40kg/m²）等，无创产前筛查结果可能会受到干扰，导致结果不准确。建议高危孕妇进行绒毛活检或羊膜腔穿刺的诊断方案。

快乐分娩，首选无痛

小丽怀孕40周了，2天前出现阴道少量见红，小腹偶尔有点发紧发胀。慢慢地，肚子痛得越来越厉害，也越来越规律了。于是，小丽在丈夫的陪同下来到了医院产科急诊。急诊医生给小丽做了阴道检查，发现宫口已经开1指了，就将小丽收入普通产科病房待产。约4小时后，小丽觉得宫缩疼痛感越来越强烈，每次宫缩来的时候都觉得肋骨好像断裂了，腰部酸胀难耐，全身冒冷汗，查了宫口已经开2指了，小丽顺利转入产房待产。产房医生给小丽做了胎心监护，显示宝宝宫内状况良好，小丽的血常规和凝血功能检查也显示一切正常，符合分娩镇痛的要求。于是医生征询了小丽的意见，问她需不需要无痛分娩。小丽虽然痛得已经说不清楚话，但还是面露犹豫，说之前听人讲打了无痛自己和小孩都会变笨，还会落下长期腰背部隐痛不适的病根，想要再坚持下，能不打无痛就不打。事实真如小丽所说的那样吗？

 小课堂

1. 什么是"无痛分娩"

大家口中的"无痛分娩"在医学上多指分娩镇痛，需要有经验

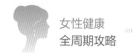
的专业麻醉医师来评估、实施和完成。首先，孕妈妈们在拗出"大虾"姿势的基础上，充分向外"推出"腰部；麻醉师在腰椎之间的间隙进针，直到硬膜外腔；然后留置一根很细的导管，导管的一端连接电子镇痛泵，可以持续定量地将麻醉药输入硬膜外腔，从而达到持续镇痛的效果。

2. 无痛分娩有哪些风险和副作用

任何一项医疗操作都存在一定的风险，但发生概率往往是极低的，无痛分娩也不例外。孕妈妈也不必过度担心，甚至因噎废食，针对风险和副作用也一定会有相应的预防和缓解措施。

无痛分娩相对较常见的风险和副作用主要包括：①麻醉药物的过敏反应，如皮疹、皮肤瘙痒等不适，通过抗过敏治疗可以缓解。②低血压表现，如头晕、恶心、呕吐，宝宝心率一过性下降，可以通过给孕妈妈吸氧、改变体位和快速静脉补液来纠正。③进针部位过深，俗称"扎穿"，导致脑脊液渗漏，会出现坐着或站着的时候剧烈头痛，但平躺时完全不痛，一般只要去枕平卧休息一段时间，待"漏洞"慢慢长好即可。④双下肢无力，有些孕妈妈确实会出现双下肢发麻、使不上力的情况，下床活动受到一定的限制。但是宫口开大后，强烈的宫缩痛也很难让孕妈妈们自如活动，所以这点副作用大家都是能接受的。⑤排尿障碍，部分孕妈妈打了无痛后可能会没有尿意而导致膀胱过度充盈，阻碍胎头下降，留置导尿管可以很好地解决这个问题。⑥有时候无痛分娩会减弱宫缩，降低宫缩频次，使得产程变慢和延长，可以通过静滴催产素合理控制产程。

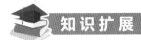 知识扩展

1. 无痛分娩安全吗

目前，已有大量详尽的数据证实，无痛分娩不论是对孕妇还是对胎儿，都是安全的。因为，无痛分娩所用到的药物剂量极低，只是剖宫产手术的 1/5 至 1/10，起到一种"淡淡的"麻醉效果，不影响孕妇的感觉和运动功能。由于药物浓度很低，因此进入孕妇血液，通过胎盘到达胎儿体内的量微乎其微，对胎儿几乎不会造成影响。相反，如果人体长时间感到疼痛，就会释放一种叫儿茶酚胺的激素，可能影响母体及胎盘向胎儿的血液灌注，增加胎儿缺氧的风险。

2. 所有孕妇都适合无痛分娩吗

孕妇合并以下情况时，进行无痛分娩可能存在一定的风险。①凝血功能障碍或血小板下降，因为这种情况会增加无痛分娩注射部位，即硬膜外腔血肿的风险，严重者可能会影响运动神经功能。一般来说，血小板计数 $> 80 \times 10^9/L$ 还是比较安全的，但仍需综合考虑孕妇个人需求，麻醉医师充分风险评估，权衡利弊后决定。②腰部急性感染性疾病，无痛分娩属于有创性操作，如果操作部位存在感染，可能会引起感染沿穿刺部位扩散进入硬膜外腔、脊髓腔，导致神经系统感染。③明显的椎间盘突出症，需要麻醉师仔细评估椎间盘突出的具体部位和程度，并不是所有椎间盘突出孕妇都不能进行无痛分娩，但如果孕妇的椎间盘突出病情大大增加无痛分娩操作损伤脊神经的风险，则不能盲目进行分娩镇痛。所以，有长期腰痛或椎间盘突出症病史的孕妈妈们，一定要提前在骨科等相关

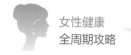

科室做好椎间盘病情评估，留存就诊资料和 MRI 等辅助检查结果，以便麻醉医师具体情况具体分析，个性化实施无痛分娩。这样，孕妈妈也不会白白因为椎间盘突出症而不能享受无痛分娩的"甜"。

3. 临产后什么时候接受无痛分娩最合适

孕妇会觉得宫缩痛即是分娩镇痛的实施指征。目前，国内多家医院均推荐孕妇宫口开到 2 ~ 3cm 时进行椎管内阻滞麻醉，即无痛分娩。鉴于有些孕妈妈在宫口开到 2cm 之前，会经历较长时间的不规则宫缩痛，因此无法充分休息和进食，难免产生放弃阴道试产的念头，所以临床上也并不会拘泥于一定要在宫口开 2cm 之后行分娩镇痛。

 误区解读

1. 无痛分娩完全不痛

不管用什么方法都很难做到绝对不痛。有些孕妇可能会在进入第二产程后觉得无痛在慢慢"失效"，其实不然。这是因为随着产程的进展，宫缩逐渐增强，频率也渐频繁。同时，由于胎头对骨盆底以及膀胱和肛门等盆底器官的压迫力越来越明显，随之而来的胀裂感和排便感难以被无痛抑制，虽然会带来不适，但是其实能够指引孕妈妈更好地使用腹压将胎儿娩出。

2. 无痛分娩会导致产后腰痛

无痛分娩作为一个腰部穿刺，在操作的时候确实会导致穿刺点部位的钝痛，但这种疼痛是暂时的，一般会在产后慢慢消失。无痛分娩和大众理解的长久腰痛其实是没有关系的，无痛可"不背这个锅"哦。因为，本身整个怀孕和生产的过程对背部、腰部、骨盆的肌肉和韧带都会造成很大的压力，即使没有接受无痛分娩，某些产妇在分娩结束后也会出现腰痛不适，这可能与韧带松弛、激素水平下降、产后喂奶姿势不当，以及劳累有关，一般经过充分的休息和恢复，腰痛都会得到缓解。

分娩前后 48 小时的奋斗史

第一次怀孕的小云已经孕 40 周 5 天了，过预产期近一周，还没有发动的迹象。最近 2 天，夜深人静的时候她肚子总是发紧发硬，有时候还挺频繁，且略微有点痛感，阴道分泌物也变得有点黏稠，以为要临产了，但每次总是雷声大雨点小，白天又会变得风平浪静。就在小云准备第二天入院进行引产的这天夜里，她觉得宫缩带来的疼痛感越来越明显，越来越频繁，完全不能入睡，还出现了少许的阴道见红。于是，小云和丈夫连忙驱车来到医院看急诊。

急诊医生给小云做了阴道检查，宫口没开，但是质地很软，宫颈管消退 80%，急诊医生觉得小云临产了，就让她办理了入院。经过十余小时的阵痛不适后，小云已经面露疲乏。好在医生再次给小云做了阴道检查，宫口开 2cm 了，小云被立刻转入产房进行分娩镇痛。镇痛后，小云一下子觉得人轻松了很多，可以断断续续睡一会儿了。大概十余小时后，一阵阵排

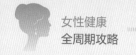
便感把小云从半睡半醒中拉回了生孩子的"前沿阵地"，医生再次给小云确认了宫口情况，宫口开全，小云终于完成了顺产过程中的第一阶段。

接下来，第二阶段，小云需要使出自己的"洪荒之力"，利用腹压，配合强有力的规律宫缩把宝宝的头推出产道，然后身体顺势滑出。这个过程对于大部分初产孕妈妈来说，是最累，也是最考验韧劲和耐力的时候；但对于那些宝宝体重适中、骨盆条件优秀的初产孕妈妈或二胎孕妈妈来说，可能就是数十分钟的事情。所幸，小云孕期体重管理得非常好，第二阶段只耗时 1 小时左右，宝宝顺利娩出。

第三阶段，胎盘的顺利排出几乎是在宝宝趴在小云胸前做早接触的时候，在不知不觉间就完成了。分娩结束，小云和宝宝继续留在产房观察 2 小时，然后转入产后病房。2 天后，小云顺利开奶，会阴伤口也愈合良好，宝宝吃奶和排尿、排便正常，小云和丈夫高高兴兴抱着宝宝如期出院啦。

小课堂

1. 哪些迹象提示孕妈妈"正式"临产？"先兆临产"和"假临产"是什么

临产一般表现为逐渐规律且程度越来越强的宫缩，伴随着宫颈管消退和宫口扩张，以及胎头不断下降进入孕妈妈的骨盆深处。起初宫缩时间间隔 5~6 分钟，持续约 30 秒，收缩力比较弱。随着产程的进展，宫缩的强度逐渐增加，持续时间逐渐延长，间歇期逐渐缩短。有些孕妇可能只表现为腰酸，随着胎头下降压迫直肠，可能会逐渐出现排便感。

在正式临产前 24 ~ 48 小时，大多数孕妈妈会出现先兆临产的症状，感觉小腹时不时地发紧发硬，但是不痛，经历"见红"的过程，通常出血量很少。但是，如果出血量超过平时月经量，就需要引起重视。

假临产是指宫缩间隔时间不规律，持续时间不固定，一直有宫缩，但是宫颈管没有变化。这种宫缩有个特点，往往在夜间出现，清晨消失。一般在产程正式启动之前，有些孕妈妈会经历这个过程。

2. 整个分娩过程要经历几个阶段

医学上一般将这个过程分成三个阶段，称为第一产程、第二产程和第三产程。第一产程是指伴随着逐渐规律和增强的宫缩，宫颈管慢慢缩短，直至完全消失，宫口扩张开全的过程，初产妇在这个过程中平均耗时 11 ~ 12 小时，经产妇 6 ~ 8 小时。第二产程是指胎儿娩出的过程，这个时候宝宝的头已经到达骨盆出口，伴随着更强烈、更频繁的宫缩（此时的宫缩一般间隔 1 ~ 2 分钟，持续 30 ~ 60 秒），配合着孕妈妈们的腹压，宝宝被一步一步"挤出"产道，一般需要 1 ~ 2 小时，最长不超过 4 小时。第三产程则是胎盘娩出的过程，短则几分钟，长则不超过半小时。

3. 胎盘剥离有哪些征象？一般需要多长时间？哪些情况需要快速剥离胎盘

胎儿娩出后出现少量阴道出血，医生用手压在孕妈妈的小腹处，外露的脐带不回缩提示胎盘剥离了。当然，这个过程医生和助产士都会很有经验地观察到并及时帮孕妈妈娩出胎盘，此时孕妈妈只需安心躺着，可以抱抱新生宝宝。胎盘剥离和娩出一般需要 5 ~

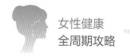
15 分钟，最长不超过 30 分钟。在这个过程中，如果时间延长或者出血增多，则需要人工剥离胎盘。

 知识扩展

1. 产妇分娩结束后为什么要继续留在产房观察 2 小时

因为产后 2 小时是产后出血的高峰期，所以孕妈妈们在结束分娩后，还需要在产房休息和密切观察 2 小时。这个时候妈妈们需要积极进食，补充体力，预防产后出血。医生和护士们也会重点关注妈妈们的生命体征、子宫收缩和阴道出血情况。2 小时观察结束的时候，医生们还会再次评估子宫收缩情况、查看有无阴道内积血块，以及会阴伤口情况。

2. 孕妈妈分娩结束后回到病房需要关注哪些情况

回到病房后，病房医生和护士们仍会监测妈妈们的生命体征、宫缩情况及阴道流血情况。除此之外，妈妈们的排尿情况是值得尤为关注的"头等大事"。由于孕晚期和整个分娩过程胎头压迫妈妈的膀胱，还有无痛分娩的"助阵"，可能会引起膀胱逼尿肌的麻痹，从而出现产后尿潴留，子宫得不到充分复旧，可能会发生晚期产后出血，所以尽早排尿是产后妈妈们回到病房后的"头等大事"。

 误区解读

1. 脐带绕颈一定不能自己生

首先，脐带绕颈不是剖宫产的指征。脐带绕颈在孕晚期是很常见的。很多孕妈妈们担心脐带绕颈会引起宝宝的宫内缺氧。其实，脐带绕颈并不增加宝宝的缺氧风险，孕妈妈们应该在孕晚期通过自数胎动来监测宝宝宫内状况。况且，目前尚无精确的方法来明确宝宝在宫内是否存在脐带绕颈的情况，超声检查只作为一种参考手段。另外，宝宝在宫内处于一个动态变化的过程，脐带绕颈、脐带绕脚、脐带绕身等情况随时可能发生，也随时可能消失。

2. 宝宝双顶径 10cm 了，肯定顺产不出来

很多孕妈妈在看到自己的 B 超单上显示宝宝双顶径 10cm，就在坚持自己生的决心面前打起了退堂鼓，其实大可不必。宝宝在宫缩的作用下慢慢通过母亲产道娩出的过程中，其实会很聪明地调整自己的姿势，下降、俯屈、内旋、仰伸、外旋，一系列操作一气呵成。在每个骨盆平面，宝宝的头都会以最小径线通过。况且，宝宝的颅骨骨缝还会通过重叠来进一步缩小径线，所以双顶径大点并不一定生不下来，要相信宝宝哦。

3. "顺转剖"太不划算了，还不如当初直接选择剖宫产

只要没有阴道分娩的绝对禁忌证，其实鼓励孕妈妈尽量选择阴道试产，因为剖宫产是一种挽救方案，是在阴道试产失败或者母儿出现严重分娩并发症，需要快速结束分娩时才被迫采纳的。经历一定程度的阴道试产对于宝宝来说也是有好处的，因为宝宝的呼吸道经过妈妈产道的挤压，新生儿湿肺的发生率大幅下降。而且有研究发现，经过阴道试产分娩的宝宝比直接选择剖宫产的宝宝将来在儿童期患哮喘的风险要低很多。阴道试产失败的孕妈妈毕竟是少数，大家一定要有信心，千万不能"因噎废食"。

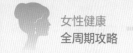

科学"坐月子"

　　2023 年的 7 月，上海高温。产妇小美的家人认为小美产后身体虚，让小美睡在不开空调的房间里，门窗关得密不透风，甚至把缝隙都糊起来，不让产妇吹一点风、受一点寒。为了好好"捂月子"，也不让小美洗头洗澡，还告诉她如果不好好"捂月子"，以后会落下很多病根。那么，小美的家人做得对吗？

 小课堂 ● ● ● ● ● ● ● ● ● ●

1. 产褥期母体有哪些变化

　　产褥期是指产妇从胎盘娩出到全身各器官除乳腺外恢复或接近正常未孕状态所需的一段时间，通常为 6 ~ 8 周。这段时期是产妇身体功能恢复的关键时期，需要接受系统的健康照顾和健康管理。

　　足月妊娠的子宫容量是非孕期的 1 000 倍。因此，产后子宫不可能一夜之间恢复正常。在分娩结束时，子宫大致在肚脐水平；产后 2 周左右，子宫已经缩小到盆腔内，产妇在肚子上就摸不到子宫了；到了产后 6 周，子宫才基本恢复至孕前大小。在此期间，血液、坏死蜕膜等组织经阴道排出，称为恶露。由于子宫的收缩，产妇可能会感到宫缩似的疼痛，这是正常的子宫恢复过程，这种情况在哺乳时会更加明显。

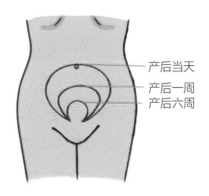

产后当天
产后一周
产后六周

　　产后妈妈还有一个明显的变化就是乳房泌乳。妈妈应该让宝宝出生后尽早吸吮乳房，这样能尽早让宝宝喝到初乳，同时还能促进妈妈乳汁的分泌。初乳指孕晚期到产后 36 小时内分泌的乳汁，呈淡黄色，质稠，含有多种抗体、β-胡萝卜素和蛋白质，有助于宝宝抵抗疾病的侵袭。新生的宝宝大多 2～3 小时，甚至 1 小时就要吃一次奶，妈妈应按宝宝的需求进行喂养。

　　除了以上提到的子宫、乳房的变化，产褥期还有很多看不到的变化。比如产褥早期母体仍处于高凝状态，这有助于子宫创面恢复、预防产后出血，但也增加了深静脉血栓的发生风险。因此，产后应根据身体情况尽早活动，循序渐进地开始产后康复锻炼，从而避免或减少静脉血栓栓塞的发生。产后妈妈体内潴留大量液体，因此可表现为多汗、多尿，妈妈们不用担心，这不是病态，大多一周后自行好转。还有很容易被我们忽视的产妇心理变化，产后妈妈雌、孕激素急剧下降，这样一个大幅度的落差会对妈妈的情绪造成影响，甚至导致产后抑郁。家人要多顾及新手妈妈的感受，多参与到育儿中来，必要时及时就医。

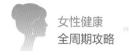
2. 产褥期如何搞好个人卫生

旧风俗习惯中，"坐月子"要关闭门窗，即使在夏日也不能开空调，不能洗头洗澡，其实这些方式都是错误的，很容易导致体温调节中枢功能障碍。产妇出汗较多，以夜间睡眠和刚刚睡醒时最为明显，我们称之为产褥汗。因此，产后要勤换衣服、勤洗澡，保持身体清洁，室内也要经常开窗通风，注意预防感冒。产后恶露一般持续 4~6 周，恶露的量一般比平时的月经量要少，产后由于会阴有伤口，大小便后一定要记得清洗会阴，保持会阴部的清洁干燥，并且还要勤换卫生巾和吸水垫，预防会阴部感染。一旦恶露的量变多了、出现臭味等异常情况，建议及时到医院就诊。

3. 产后如何合理饮食

"坐月子"期间应该吃多样化食物，少食多餐，平衡饮食。产后最初 1~2 天容易疲劳无力，胃肠功能可能还没有恢复，可以选择清淡、易消化的食物，如面、馄饨、粥等。产妇由于出汗较多，还要注意补充足够的水分。产后每天除三顿正餐以外，可以适当加餐 2~3 次。建议每日摄入蔬菜 500g，鱼、禽、蛋、肉类总量为 220g，牛奶 400~500ml，谷类 250~300g，每日再适当摄入一些水果及坚果。

知识扩展

产后如何科学锻炼

分娩可造成盆底肌及筋膜扩张过度，弹性减弱，一般产褥期内可恢复。但部分盆底肌严重损伤的产妇可能会在产后发生漏尿，甚至子宫脱垂、阴道壁膨出。盆底肌康复的最佳时间是产后 3 个月内，产妇应尽量避免重体力劳动，常见的锻炼方法有凯格尔运动、臀桥等。一般产后 42 天复查时医院会进行盆底肌评估，如果盆底肌损伤严重，单纯的运动训练效果可能不佳，产妇最好在医生的指导下，进行康复治疗或训练。

如何拯救产后"不开心"

　　冰冰是个开朗活泼的姑娘，结婚一年顺利怀孕，安稳度过了孕期，顺产生下一个可爱的小妹妹。和大部分的新手妈妈一样，冰冰在育儿时觉得力不从心、手忙脚乱。产后两周，冰冰开始情绪低落，时不时就会哭泣，常常觉得很疲惫，还多梦、失眠。每当宝宝哭了，冰冰总觉得是自己的错，甚至骂自己"太糟糕了"，活着没有意义。冰冰该怎么办呢？

 小课堂

1. 围产期抑郁症是什么

　　近年来，围产期精神健康已成为社会各领域的关注焦点。国内流行病学研究结果提示，围产期抑郁症的发生率为 3.8% ~ 16.7%，它不仅严重危害孕产妇的健康，而且对孩子健康、母婴关系和家庭都会产生不利影响，甚至可以导致母婴死亡的严重后果。2020 年 9 月，国家卫生健康委首次要求将孕产期抑郁症筛查纳入常规孕检和产后访视流程。

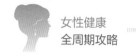

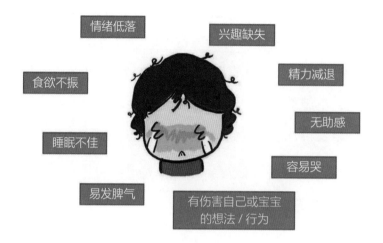

需要注意的是，围产期抑郁症不仅包括产后抑郁症，也包括产前抑郁症。患者会出现兴趣缺失、情绪低落、注意力不集中、睡眠障碍和自杀念头，也可以表现出躯体症状，比如疲劳、精力减退、睡眠和食欲变化等。

2. 哪些人容易"不开心"

围产期抑郁症最大的危险因素是抑郁症既往史，包括围产期抑郁症病史和非围产期抑郁症病史。其他危险因素包括存在妊娠期生活应激事件或产后压力性生活事件等，如婚姻关系不佳、产妇护理不足、性虐待、经济拮据等。除此之外，性格焦虑、自我评价过低等人格因素，以及遗传因素、激素水平改变、神经内分泌变化、社会心理适应也都是围产期抑郁症的危险因素。

3. 拿什么拯救"不开心"

孕育新生命的过程会使孕妈妈们既喜悦又紧张，通过以下一些方法可以缓解孕产期的紧张、焦虑等负面情绪，孕妈妈不妨试一试吧。

对孕产期有充分预期和准备是很重要的，鼓励孕妈妈和家属通过孕妇学校学习，了解妊娠、分娩、育儿等知识，减轻产前焦虑情绪，增强信心。

孕妈妈们不要总把精力放到负面事件和情绪上，适当转移自己的注意力，积极寻找家人和朋友的心理支持，尤其是丈夫的支持。在怀孕这个特殊时期，孕妈妈们会比以往任何时候都需要丈夫的情感支持。

孕妈妈也可以学习一些放松训练，如深呼吸放松、渐进性放松、正念减压、冥想等，尝试后选一种适合自己的方式并且长期坚持下去，可以缓解紧张情绪。

有些家庭过于重视怀孕这件事，把孕妈妈当成大熊猫，不准这样不准那样，这样无形中增加了怀孕的紧张气氛。鼓励没有严重并发症的孕妈妈规律生活，保持一定的运动量，如散步、游泳等。同时遵循个人喜好，做一些自己热爱的事，比如唱歌、看书、做手工等。健康规律的生活也有助于稳定情绪。

如果尝试了以上这些方法都无法缓解自己的负面情绪，那一定要及时就医，到心理门诊或精神科寻求专业医生的帮助。

知识扩展

1. 怀孕期间也可能抑郁

现在，越来越多的人开始认识产后抑郁，但对于产前抑郁的了解还是比较少。其实，围产期抑郁症根据发病时间可以分为产前抑郁症和产后抑郁症。产前抑郁症也是比较常见的，它主要发生在妊

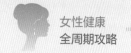

娠的前3个月和最后3个月。而产后抑郁症状一般会在分娩后3~6个月得到改善，但约30%女性的抑郁症状会持续到产后数年，甚至终生。因此，我们在怀孕初期就要重视围产期抑郁症，对孕妈妈们要做好怀孕早期的心理筛查，对于存在危险因素的孕妈妈还要做好早期预防和心理保健。

2. 家人们可以做什么

除了激素的剧烈波动，在孕晚期、分娩后和新生儿喂养期间，频繁的睡眠剥夺和昼夜节律改变、身体的巨大改变、工作生活的一系列变动都会导致围产期女性情绪不稳定。这时，家人的情感支持，尤其是丈夫的情感支持十分重要，这是妈妈们强大的心理支撑。这时丈夫尤其要表现出"我会无条件支持你，我会一直陪着你"。此外，家人及朋友也要多顾及孕产妇的感受，参与到育儿中来，让她感受到被宠爱、被帮助。家人的关怀和帮助可以明显减轻妈妈的育儿负担和精神压力，从而有效预防心理疾病的发生。

妈妈的奶，妈妈的爱

铠铠出生后，铠铠妈妈都是纯母乳亲喂，铠铠长得很好，也没有生过病。现在铠铠快6个月了，家里老人提出，6个月后就不能让铠铠继续吃妈妈的母乳了，因为他们听说6个月后的母乳就没有营养了。对此，铠铠妈妈很失落，也很不理解。

小课堂 ················

1. 母乳喂养多久比较好

世界卫生组织建议至少纯母乳喂养 6 个月，然后在添加辅食的基础上持续母乳喂养至婴儿 2 岁，甚至更大。宝宝出生后的头 2 年是生命最初 1 000 天中除去宫内时期后的全部时间，是机体组织、器官、系统发育成熟的关键时期，也是决定孩子一生营养与健康状况的关键时期。

2. 为什么建议 6 个月内给予纯母乳喂养

6 个月的宝宝需要完成从子宫内依赖母体营养到分娩后脱离子宫从食物中获取营养的过渡，来自母亲的乳汁是完成这一过渡过程的最佳食物。6 个月内的母乳能够提供全面、优质、充足且结构适宜的营养素，以满足宝宝生长发育的需求。同时，母乳能很好地适应宝宝尚未成熟的消化系统，促进宝宝器官发育及功能成熟。母乳中富含多种生物活性物质，能给宝宝提供全面的保护。因此，建议 6 个月内予以纯母乳的喂养。

3. 产后第 2 年的乳汁还有营养吗

产后第 2 年的乳汁仍然是营养丰富的，每 500ml 乳汁至少能提供宝宝所需热量的 31%、所需蛋白质的 1/3，以及部分维生素。第 2 年持续母乳喂养可以有效预防宝宝维生素 A 的缺乏。同时，第 2 年的乳汁中仍含有相当数量的免疫物质，这些免疫物质能持续保护宝宝。

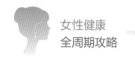
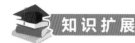

知识扩展

1. 为什么母乳喂养很重要

母乳是宝宝的最佳营养来源。在宝宝生长发育的不同阶段，母乳的营养成分会根据宝宝的生长需求自行进行调整，以满足其生长需要。

母乳能保护宝宝远离疾病。母乳中含有丰富的生物活性成分，能帮助宝宝提高免疫能力，减少婴儿罹患中耳炎、呼吸道感染、消化道感染等感染性疾病的风险。母乳喂养还能降低儿童白血病、淋巴瘤等疾病，以及肥胖和超重的发生率。

一些研究表明，母乳喂养对宝宝的大脑发育有积极的影响。这是因为母乳中的多不饱和脂肪酸——二十二碳六烯酸和花生四烯酸在宝宝大脑的发育中起到了促进作用。

母乳喂养能促进妈妈健康。母乳喂养能减少产后出血、促进子宫恢复、有助于产后体型恢复；减少妈妈罹患乳腺癌、卵巢癌、子宫内膜癌等疾病的风险。

母乳喂养有利于促进母婴间的情感交流。妈妈怀抱宝宝进行母乳喂养可增加婴儿的安全感。同时，母乳喂养时分泌的催产素能让妈妈放松、愉悦，让妈妈顺利度过产后抑郁的高发期。

2. 如何成功建立母乳喂养

在宝宝出生后尽早让妈妈和宝宝进行肌肤接触，同时让宝宝尽早吸吮妈妈的乳头，这是成功母乳喂养的第一步。按照宝宝的需求频繁哺乳是奶水充足的关键，通常新生儿每天需要哺乳 8～12 次。正确的哺乳姿势可以预防乳头疼痛和乳头皲裂，增强妈妈的哺乳意愿。尽量坚持夜间哺乳，夜间催乳素水平比白天更高，乳汁会分泌比较多，宝宝能吃进更多的母乳。在母乳喂养没有顺利建立之前，不要轻易给宝宝使用奶瓶及安抚奶嘴，也是成功母乳喂养的关键。另外，不要随意给宝宝添加配方奶和水，少而黏稠的初乳已经能够完美匹配新生宝宝的胃容量。

 误区解读

夜间应停止哺乳，让妈妈好好休息，奶水才会多

　　夜间是催乳素分泌的高峰期，通常奶水会比较多。如果长时间不吸奶，乳房会分泌抑制泌乳的因子，停止产乳，反而造成乳量下降，因此夜间哺乳同样重要。为了得到更好的休息，哺乳期妈妈应调整作息时间，让自己的作息时间尽量跟宝宝同步。

答案：1. C；2. B；3. ×

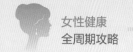

健康知识小擂台

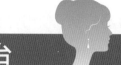

单选题：

1. 不孕不育是指（　　）内未采取任何避孕措施，性生活正常而没有成功怀孕。

    A. 3 个月　　　B. 6 个月　　　C. 1 年　　　　D. 2 年

2. 以下阴道流血的情况可能会危及生命的是（　　）

    A. 受精卵着床

    B. 异位妊娠

    C. 完全流产

    D. 宫颈息肉

判断题：

3. 为了避免药物对胎儿的影响，即使发热也不能用药（　　）

孕育——痛并快
乐的幸福自测题

（答案见上页）

时光，优雅
度过更年期

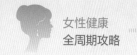

中年女性为什么容易出现"月经失调"

　　梅姐今年45岁，最近半年月经越来越乱，周期不规律，这次月经更是来了20多天还没干净，甚至感觉有些头晕、没力气，这才意识到要去看医生。医生问她怎么月经不好这么长时间才来看。梅姐说，之前听别人说我这是更年期了，月经失调是正常现象，忍几个月就好了，谁想到越来越严重。那么为什么梅姐这个年龄容易出现月经失调呢？

小课堂

1. 为什么围绝经期容易出现"月经失调"

　　更年期是绝大多数女性都要经历的一个自然过程，专业术语称为"围绝经期"，指的是从卵巢功能开始衰退直到绝经后1年内的时期，短则1~2年，长则持续数年。40岁后，随着卵巢功能减退，当月经1年不来时，在排除妊娠及其他可能导致闭经的疾病后，可判断为绝经。围绝经期较早出现的表现是月经改变，这时卵巢功能逐渐衰退，排卵可能不规律，就容易出现月经紊乱。而且，随着这个年龄段子宫肌瘤、子宫腺肌病、子宫内膜息肉、子宫内膜癌等妇科疾病相对高发，也可能会引起月经变化以及异常出血等。

2. 围绝经期容易出现哪种"月经失调"

　　围绝经期月经改变大体分为以下4类：①月经突然停止，直接进入绝经期与绝经后期，但这种情况比较少。②月经周期越来越长，月经量越来越少，直到彻底绝经。这是理想的绝经模式，但能如此顺利地和月经说再见的女性只有10%左右。③月经周期缩短，月经持续时间也缩短，经量逐渐减少。④不规则出血，可表现为月经周期不规则、经期延长、经量增多、淋漓不尽等。

 知识扩展

1. 月经不好，何时做检查

有些女性遇到月经紊乱的情况，不知道什么时候去医院比较好。一般来说，如果持续出现月经紊乱或异常出血，都应及时去医院检查，大致可以参考以下建议：①如果出血量特别大，出现头晕、乏力、面色苍白等情况，应该马上去医院检查；②如果是月经周期发生变化、月经量减少等情况，多数可以在月经期第2～5天去医院检查性激素水平；③如果是不规则的异常出血，可以预约门诊，尽快就诊，医生会酌情进行妇科检查、宫颈癌筛查及超声检查来排除一些妇科的器质性疾病，部分患者还会被安排在来月经的第5～7天去做B超检查以排除内膜相关问题；④如果是偶然出现月经变化，很快恢复正常，近3～6个月做过妇科体检没有问题的，可以短期密切观察一下，调整好自身状态，不一定有问题，但如果连续2～3个月出现类似情况，要及时去医院查找原因。

2. 好记性不如烂笔头

临床上，我们把出血来源于子宫腔，周期频率、规律性、经期长度、经期出血量中任何一项与正常月经不符的情况称为异常子宫

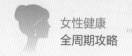

出血，通俗一点可以理解为不正常的月经。异常子宫出血表现多样，原因也很多，大体可归纳为器质性疾病、功能失调和医源性疾病3大类。记录好自己既往的月经情况，近期的月经或者出血的时间、量、变化情况，以及检查和用药情况，可以让医生更有效地判断出血模式，根据初步判断安排进一步检查。现在智能手机应用普遍，动动手指就可以更好地管理自己的月经啦。

 误区解读

围绝经期肯定不会怀孕

很多时候，看诊的医生会让你先去验个小便，不要觉得是医生乱开检查，只要没有彻底绝经，卵巢还有功能，都有妊娠可能，四五十岁的患者怀孕、异位妊娠的情况在门诊也是屡见不鲜。简单一个尿妊娠试验，可以很大程度上帮助医生排除妊娠相关疾病，更好地开展下一步诊疗计划。

如何知道卵巢在衰老

小林今年39岁，感觉最近3个月月经量比之前少了，之前多的时候需要夜用卫生巾，现在日用就够了。小林非常担心自己是不是卵巢功能早衰了，于是赶紧去医院检查：抗米勒管激素（AMH）1.24ng/ml，卵泡刺激素（FSH）6.28IU/L，黄体生成素（LH）4.36IU/L，雌二醇（E_2）141pg/ml。小林看到结果觉得非常焦虑，觉得自己 AMH 只有 1.24ng/ml，是不是会提前绝经，卵巢是不是马上就要衰老了？

 小课堂

1. 卵巢衰老有什么信号

卵巢作为女性重要的生殖器官，对维持女性生育能力和内分泌平衡不可或缺。卵巢功能衰退常常来得悄无声息，如果经常出现以下信号，可能提示你的卵巢功能在走下坡路：①月经规律发生改变是卵巢衰老最常见的信号，比如月经量减少、月经周期缩短、月经周期延长、月经稀发甚至闭经；②生育困难：长时间备孕没有成功，也可能是卵巢功能下降；③围绝经期症状提前出现，比如潮热、盗汗、睡眠障碍、情绪改变、阴道干涩疼痛、性生活受影响等。出现上述情况要引起重视，及时去医院检查评估。

2. 如何判断卵巢是否衰老

总的来说，卵巢功能随着年龄增大而不断下降，尤其 35 岁之后，卵巢也在悄悄发生变化，主要表现为卵泡数量的减少和卵子质量的下降。那么如何判断一个人的卵巢功能是否正常，有没有衰老呢？临床上，一般从以下几个方面进行综合评估：①是否出现月经改变、围绝经期症状等；②性激素水平，如卵泡刺激素（follicle-stimulating hormone，FSH）、黄体生成素（luteinizing hormone，LH）、雌二醇（estradiol，E_2）水平，FSH/LH 的比值等；③抗米勒管激素（anti-Müllerian hormone，AMH）水平；④窦卵泡计数；⑤抑制素水平等。

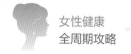

3. 哪些行为可能危害卵巢

卵巢储备功能减退总的来说是不可逆转的，对于卵巢功能提前衰退，目前主要采用激素补充治疗维持女性的内分泌水平，尚无特效药。因此，保护卵巢功能重在平时。如果有以下情况，要格外警惕卵巢提前罢工：①有卵巢功能早衰、早绝经的家族史；②精神压力大，有吸烟、酗酒、作息不规律等不良生活习惯；③经常接触放射性物质、环境污染物、有毒物质等；④曾经做过卵巢相关的手术，接受过放疗、化疗等医学治疗；⑤多次人工流产史；⑥体重过轻；⑦有腮腺炎等感染性疾病史和系统性红斑狼疮、甲状腺功能减退等自身免疫病。

 知识扩展

"新宠" AMH

随着医学的发展和科学知识的普及，除了传统的性激素六项，AMH 逐渐成为卵巢功能评估的"新宠"。女性 AMH 由卵巢窦前卵泡和小窦卵泡的颗粒细胞分泌，其检测不受月经周期影响。而基础性激素 FSH、LH、E_2 水平等不仅要在月经期进行检测，且其检测是根据下丘脑 - 垂体 - 卵巢轴的调节机制来间接反映卵巢功能。AMH 由卵泡的颗粒细胞分泌，其血清水平可直接反映卵巢状态，相比之下更加敏感，能更早地反映卵巢储备功能的变化。不过，尽管 AMH < 0.5ng/ml 预示卵巢储备低下，AMH < 1.1ng/ml 预示卵巢储备下降，也不要过度焦虑，临床上需要结合个人情况及其他指标进行综合分析。

X 误区解读

"卵巢保养"

市面上有很多机构打着"卵巢保养"的旗号，但从医学角度讲，卵巢最好的保养在平时，应尽量避免对卵巢有损伤的行为。目前并没有保养卵巢的特效药，任何药物和保健品的使用，应在专业医生的指导下进行，否则很可能交的就是"智商税"，甚至还可能适得其反。

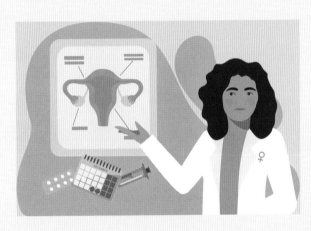

"40+"女性出现这些症状，想过可能开始"更年期"了吗

张女士今年 49 岁，女儿今年高三了。张女士自己也是一名教师，每每辅导女儿功课就特别激动，经常一生气还伴有心慌、头晕等不适。夜间睡眠差，平均每天睡眠 3 小时左右。最近，她怀疑女儿"早恋"了，越想越睡不着，越睡不着就越觉

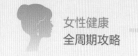
得热，还满身都是汗。这不，今天又因为学习问题和女儿吵起来了，女儿很是叛逆，回嘴说："我看你这就是'更年期'了，早点去医院看看吧！"张女士气消了以后，冷静下来想：难不成被女儿说对了？我"更年期"了？

小课堂　• • • • • • • • • • • • • • • • •

1. 什么是"更年期"

"更年期"在医学上称为围绝经期，是指绝经前后的一段时期。围绝经期综合征是由于卵巢功能衰退，雌、孕激素水平波动或下降出现的一系列内分泌、躯体及神经心理症状。40岁以上女性停经12个月，排除怀孕及其他可能导致闭经的疾病后，就可以诊断为"绝经"。

2. 如何判断自己是否进入"更年期"

"更年期"最早出现的是月经的改变。月经周期的改变≥7天，例如原本是一个月来一次月经，现在变成20天或者40天来一次，甚至2~3个月来一次，可能是"更年期"的最早信号。除此以外，还可以根据以下这些症状来判断自己是否进入"更年期"。

第一，潮热盗汗，突发的从胸口、颈部到面部皮肤潮红，然后出汗不止，每次持续几分钟，每天可能多次发生。

第二，自主神经功能失调，例如出现失眠、耳鸣、心慌等不适。

第三，出现情绪波动和认知能力下降，例如容易激动、焦虑、抑郁等，还可能出现记忆减退。

第四，有阴道干涩、疼痛、尿频尿急，以及同房不适等症状，这些可能是泌尿生殖道萎缩的症状。

第五，关节疼痛、皮肤感觉异常、易疲劳，以及其他莫名其妙的不舒服，如果专科检查都发现不了原因，那就考虑可能是围绝经期的症状了。

 知识扩展

1. 骨质疏松与围绝经期密切相关

绝经后由于雌激素缺乏，导致骨质疏松症发生风险明显增加，所以在围绝经期要注意钙的补充。口服钙剂的同时应多进食含钙丰富的食物，例如牛奶、豆制品等。同时，注意适当晒太阳，以及适当进行体育锻炼，这些都是预防骨质疏松的好办法。激素补充治疗可以减缓绝经后女性骨量丢失，对于骨质疏松造成的骨折有预防作用。

2. 有关于绝经年龄的一些数字

中国女性开始进入围绝经期的平均年龄为 46 岁，绝经的平均年龄在 48～52 岁，约 90% 的女性在 45～55 岁之间绝经。40～45 岁之间绝经称为早绝经。影响绝经年龄的一些因素包括：吸烟可以使绝经年龄提前，生育次数 ≥ 2 次可以使绝经年龄推后。

 误区解读

40 岁月经就不来了，顺其自然吧

40～45 岁之间绝经称为早绝经。早绝经的女性相对其他女

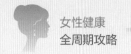
性，更早进入了低雌激素状态，未来发生骨质疏松症、心血管疾病、泌尿生殖道萎缩，以及认知功能衰退的风险更大。早绝经应及时到医院就诊，进行全面的健康体检并明确早绝经原因。在绝经早期进行激素补充治疗不仅可以有效地缓解绝经相关症状，还可在一定程度上预防骨质疏松等慢性老年疾病的发生。

月经不来了，我的腰身好像变粗了

吴阿姨今年 51 岁，月经有 10 个多月没来了，感觉肚子一下子肥了一圈，体重也长了 3kg。吴阿姨很是不解，为什么到更年期后，并没有吃得更多，却一下子就胖起来了呢？

 小课堂 ● ● ● ● ● ● ● ● ● ● ● ● ● ● ●

1. 为啥一到更年期就胖

更年期女性体型的变化是年龄增加与激素变化双重影响的结果。雌激素可以通过与受体结合，选择性促进内脏脂肪分解，抑制皮下脂肪分解。而更年期女性的雌激素水平是在走下坡路的，随着雌激素水平的下降，脂肪从皮下转移至内脏（由四肢转向腹部囤积），增加向心性肥胖的发生率。同时，随着年龄增长，能量消耗减少也是肥胖的原因之一。因此，更年期的体型变化以肌肉减少和脂肪增加为特点，主要表现为脂肪组织的重新分布，这也是代谢性疾病的高危因素之一。

2. 如何判断是否肥胖

想判断自己到底胖不胖，不是光看体重就行了，可以通过以下几个常用方法进行评估。①体重指数（body mass index，BMI），是判断胖瘦程度常用的指标，BMI = 体重 / 身高^2（kg/m^2）。BMI在 $18.6 \sim 23.9$kg/m^2 的范围内为正常，$\leqslant 18.5$kg/m^2 为体重偏低，$24 \sim 27.9$kg/m^2 为超重，$\geqslant 28$kg/m^2 为肥胖。②相对于BMI，腰围（waist circumference，WC）和腰臀比（waist-to-hip ratio，WHR）更能反映腹部的肥胖程度。腰臀比 = 腰围 / 臀围。女性 WC $\geqslant 85$cm，或 WHR > 1.0 即称为向心性肥胖。③人体成分分析，近年来用生物电阻抗法、双能X射线吸收法等检测体内脂肪含量越来越受到青睐。通过人体成分分析，还可以更详细地反映身体各组成成分的重量以及比例等，指导身材管理。

3. 更年期如何进行体重管理

进入更年期，可适当减少碳水化合物的摄入量，增加膳食纤维摄入量，饮食特点应为低热量、低脂肪、低盐、低糖。适当补钙，推荐 1 000mg/d。适当的运动有益身心健康，但运动中要尽量避免肌肉及骨关节系统的损伤，推荐每周中等强度的运动不少于 3 次，每次约 30 分钟。同时保持规律作息，戒烟限酒。

知识扩展

1. 女性的身材和雌激素的关系

女性身材的塑造离不开雌激素。雌激素是对女性非常重要的性激素，主要来源于卵巢，它与女性第二性征发育、脂肪的分布等密

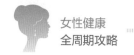
切相关。雌激素通过作用于雌激素受体（estrogen receptor，ER）
发挥效应：一方面作用于下丘脑，下丘脑是协调人体食物消耗、能
量消耗和体重的重要中心，与食物摄入以及饱腹感等有关，相当于
"总司令部"；另一方面作用于脂肪组织，在两性脂肪分布差异中
起主要作用。此外，雌激素与胰岛 β 细胞内的 ER 结合产生相关作
用，如增强胰岛素的合成，以及减少脂肪酸和脂肪的生成等，从而
影响我们的糖脂代谢。

2. 雌激素缺乏有哪些隐患

从专业角度来说，雌激素有很多作用。雌激素是刺激女性第二
性征发育的重要激素，能够促进子宫的生长发育，与孕激素共同协
调子宫内膜的周期性变化以保证规律的月经来潮，促进骨骼的生长
和骨钙沉积，调节糖脂代谢等。可以说，雌激素既是维持女性健康
的"基石"，也是女性"永葆青春"的"密码"。雌激素水平低下，
可能出现更年期症状（血管舒缩症状），比如潮热、盗汗等；泌尿
生殖道问题，比如分泌物减少，阴道干涩、疼痛，性生活不适，性
欲下降甚至性冷淡，部分女性还会出现阴道炎症和尿路感染的反复
发作；骨量丢失，甚至骨质疏松；精神、情绪变化，以及代谢综合
征等。雌激素缺乏会导致代谢率降低，增加向心性肥胖、糖脂代谢
异常等的发生率，这些都是心血管疾病发生的危险因素。

 误区解读

更年期补充激素会让体重雪上加霜

谈到激素，很多人总是问会不会变胖。此"激素"非彼"激素"也。通常吃了会让人变胖的是糖皮质激素，而我们更年期补充的，是生理需要的雌、孕激素以及剂量，不仅不会使人肥胖，反而对代谢有利。而且，随着药物的不断改进，现在临床应用的多数都是天然或者近天然的雌、孕激素，因此水钠潴留等导致的水肿、体重增加越来越少见。

更年期熬一熬能过去吗？激素到底可不可怕

年近50岁的王姐，最近也不知道怎么了，脾气一天比一天大，脸说红就红起来了，心还慌得很，总觉得自己浑身上下到处不舒服。她是又跑美容院，又去按摩保健，用了各种美容产品都不见好。前几天闺蜜聚会聊起来，李姐说："你这是更年期了。"她这才恍然大悟，想到自己的月经已经半年没来了。李姐还神采奕奕地说："这要去医院补充激素。我这不吃了半年，整个人都轻松了，不仅状态更年轻了，夫妻生活都和谐了。"几个姐妹这就七嘴八舌地聊开了，有的说激素可不能用，用了胖不说，可是会生癌的；有的说更年期就是这样的，熬一熬就过去了；还有人说都说豆浆能补激素，食补就够了。这说得王姐不知道该听谁的。更年期怎么这么难受，熬一熬能过去吗？

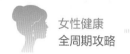
 小课堂 ● ● ● ● ● ● ● ● ● ● ● ● ● ● ● ● ●

1. 更年期能熬过去吗

绝经是一种生理现象，但是在围绝经期（更年期），许多女性由于雌激素水平波动或下降会出现潮热盗汗、关节肌肉酸痛、睡眠不佳、阴道干涩、同房不适等症状，影响生活质量和工作状态，称为绝经综合征。随着现代医学的进步，绝经综合征是完全可以通过正确的治疗得到缓解的，还能够预防骨质疏松等慢性病，利远远大于弊。所以说更年期的种种难受根本不需要熬过去，在医生指导下使用激素等治疗是安全的，不良反应极少。

2. 激素治疗会不会生癌

很多人对于雌激素和孕激素有误解，认为激素会生癌。事实上，绝经激素治疗与癌症的关系也是科学家研究的热点问题。基于临床大数据资料，目前认为：绝经激素治疗可以预防结直肠癌，减少其发病风险；合理使用绝经激素治疗不增加宫颈癌和子宫内膜癌发病风险；其与卵巢癌的关系还不明确。绝经激素治疗与乳腺癌的关系比较复杂，激素增加乳腺癌的风险主要来自人工合成的孕激素，目前推荐使用天然雌激素和孕激素，或最接近天然的地屈孕酮或替勃龙等激素治疗方案，在用药 5～7 年之内不增加乳腺癌风险。更长时间的用药，可能极少量增加乳腺癌风险，但比起肥胖、较多饮酒带来的风险还是要小的。

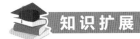 **知识扩展**

1. 喝豆浆补充雌激素不可靠

很多人认为豆浆、豆腐等豆制品含有雌激素，希望通过喝豆浆来补充雌激素，治疗绝经综合征。实际上，豆浆和豆腐里面含有的不是雌激素，而是植物雌激素，两者分子结构相似，但是完全不同。所以，喝豆浆并不能提高体内的雌激素水平。

植物雌激素是一大类化合物的总称，主要是大豆异黄酮。其结构比较接近雌激素，也可以结合雌激素受体，发挥雌激素样作用，但是非常微弱（大约只能发挥几千分之一的雌激素样作用）。所以，植物雌激素对绝经综合征的作用也是很轻微的，可能可以部分缓解潮热，对盗汗、骨质疏松等其他问题作用不大。

2. 绝经以后依然可以过夫妻生活

绝经后缺少雌激素，造成外阴阴道萎缩、阴道黏膜变薄、分泌物减少，引起阴道干涩、疼痛、性欲减退，夫妻性生活的数量和质量都会受到影响。不过，遇到这种情况可以积极应对，找医生帮助。做到以下几点，可以提高性生活质量：经常锻炼身体，保持旺盛的精力；如果有老年性阴道炎，可以局部使用雌激素制剂，如合并潮热、盗汗等症状，也可以口服激素治疗；阴道干涩可以外用润滑油。需要注意的是，未完全绝经的过渡期，还是要做好避孕措施，避免后顾之忧。

171

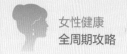

误区解读

激素治疗有依赖性，用药后症状缓解就可以停药了

绝经综合征的问题绝大多数都可以通过雌、孕激素治疗得到缓解，目前的治疗指南不限定什么时候停药，但使用激素只是补充，卵巢功能衰竭是不可逆转的。一旦停药，雌、孕激素又会重新回到缺少的状态，绝经综合征的问题可能大多数又要重新出现，这并不是由于药物依赖性，而是身体缺乏激素导致的。所以，建议吃药期间每12个月至少进行1次体检评估，如果没有出现新的用药禁忌证，可以继续吃药，不用限定停药时间。

科学面对更年期

绝经好几年了，还能用激素吗

吴阿姨现在55岁，4年前绝经了，绝经前就有更年期症状，现在症状越来越明显，还时不时感觉关节酸痛，下身不舒服。于是，吴阿姨来到更年期专科门诊询问：之前一直以为更年期的症状只要熬一熬就过去了，现在都绝经4年了，还是不舒服，还能吃激素吗？

小课堂 ● ● ● ● ● ● ● ● ● ● ● ●

1. 绝经后要补充激素吗

很多人认为绝经是一个自然过程，不需要特殊干预。但随着医学的不断发展、人类寿命的延长以及大家对生活质量的重视，对激素补充治疗的认知和接受度也在逐渐发生变化。绝经后补充激素，立竿见影的效果是明显改善更年期症状，以及被大家忽视的，对骨密度、心血管、认知、记忆等的好处。因此，绝经后在充分评估下，排除禁忌证，把握适应证，补充最低有效剂量的激素，获益要远远大于风险。

2. 绝经好几年了，还能补充激素吗

《中国绝经管理与绝经激素治疗指南 2023 版》中强调了指导原则：绝经过渡期和绝经后期女性与老年女性使用绝经激素治疗的风险和获益不同。对于年龄 < 60 岁或绝经 10 年内无禁忌证的女性，激素补充用于缓解血管舒缩症状、减缓骨质丢失和预防骨折的获益风险比最高。因此，围绝经期及绝经后期女性如有激素补充意愿，应在有适应证，且排除禁忌证的情况下尽早开始。如果在绝经后期早期没有进行补充激素，年龄 < 60 岁或绝经 10 年内的女性，只要获益大于风险，没有禁忌证，就可以考虑进行激素补充治疗。当年龄 > 60 岁或者绝经已超过 10 年，是否启动激素补充治疗需要个体化地评估获益与风险比，同时考虑其他可用药物和最低有效剂量。70 岁以后一般不考虑启动激素补充治疗。

知识扩展

1. 更年期对女性的影响有多大

更年期是女性从育龄期过渡到老年期这一特殊阶段的通俗叫法，其本质是卵巢功能衰退至完全停止。雌激素波动或减少导致一

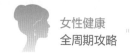

系列绝经相关症状，包括出现月经紊乱、潮热出汗、睡眠障碍、情绪变化、泌尿生殖道萎缩及全身肌肉关节痛等；以及长期缺乏雌激素可增加代谢性疾病的风险，如骨质疏松和心脑血管疾病等。约80%的女性经历过至少1种绝经相关症状的困扰，但就持续时间而言，个体差异非常大，短则几个月，长则数年，甚至更久。不同症状间差异也非常明显，比如特征性症状潮热出汗，持续的中位时间是4.5年。随着人类寿命的延长，如不干预，女性处在绝经后期的时间会越来越长，雌激素缺乏的远期危害不会结束，只会随着年龄的增加而加重。因此，做好绝经后的健康管理非常重要。

2. 激素能不能长期补

在门诊中，经常会有患者问："这个激素要吃多久？是不是不能长期吃？"首先我们要知道，激素补充治疗是因为卵巢几乎不再分泌雌、孕激素，所以并不是补充一段时间体内就不再缺乏。最新的指南中也指出，目前尚无激素补充治疗的时限，只要没有禁忌证出现，获益与风险评估结果提示获益大于风险，就可以继续进行激素补充治疗。因此，激素补充并没有上限，重要的是要定期评估，保证获益大于风险，排除禁忌证。概括来说就是：越早越获益，评估看获益，权衡好利弊，终身可受益。

 误区解读

喝豆浆可以补雌激素

豆浆等豆制品中含有一定量的植物雌激素，植物雌激素中最主要的是大豆异黄酮，其结构比较接近雌激素，可以结合雌激素受体，发挥一定的雌激素样作用。但抛开剂量谈疗效是没有意义的，通过食物获取的植物雌激素，其作用是非常弱的，植物雌激素只有在人体雌激素非常低时，才能结合一定的雌激素受体，起到轻微缓解更年期症状的作用。但它并不是真正的雌激素，也无法替代雌激素。所以，喝豆浆并不能提高我们体内的雌激素水平。

吃激素到底会不会胖

张阿姨今年52岁，最近几个月她很烦恼，因为月经不规律，月经经常来了就迟迟走不了。为此，她三天两头地跑到医院去开药。张阿姨拿了药，回去一查，好多都是激素类药物。这激素她可不敢随便吃，听说激素吃了，可是要发胖的啊！要知道年轻的时候，她可是单位里数一数二的大美人，但是这几年常被同事吐槽胖了不少，再吃激素那可不是胖得毁容了吗？可是不吃药，出血又止不住，该怎么办呢？

 小课堂 ●●●●●●●●●●●●●●●●●●●

1. 围绝经期补的是什么激素

不是所有的激素都会让人发胖，会引起发胖的激素是肾上腺皮质激素，包括泼尼松、甲泼尼龙、地塞米松、氢化可的松等。这些激素经常用于治疗免疫性疾病，比如有些小朋友患有肾炎，长期口服激素可能出现"满月脸""水牛背"等皮质醇增多症状，这就是使用这些激素引起的不良反应。而针对围绝经期，医生使用的是天

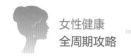
然或者近天然的雌激素和孕激素，以前有一些人工合成的雌、孕激素吃完后可能会引起水钠潴留，造成水肿、体重增加，但现在使用的天然激素很少会出现这些不良反应。

2. 为什么少部分人吃完雌、孕激素后觉得体重增加

在现实生活中，的确有些人吃完雌、孕激素后体重增加。这主要有两个原因：一方面，雌、孕激素有可能改善女性的胃口，如果不注意控制饮食，就会不知不觉摄入过多热量，再加上平时吃得多动得少，难免引起发胖，而这种发胖并不是激素本身造成的；另一方面，一些处于围绝经期的女性发现体重持续增加，这是由于绝经后雌、孕激素不足，导致体内代谢出现紊乱，使得脂肪重新分布，原本分布在四肢的脂肪在进入围绝经期后重新分布在腹部，即使使用雌、孕激素补充治疗后体重变化不明显，但视觉上还是觉得自己腰身变粗变胖了。

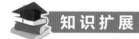 知识扩展

1. 激素补充治疗对减少腹部脂肪堆积有益

围绝经期随着雌激素水平下降，体内脂肪重新分布，原本分布在四肢的脂肪在进入围绝经期后重新分布在腹部，形成向心性肥胖。研究显示，肥胖（尤其是向心性肥胖）会进一步增加心血管风险。而围绝经期使用雌、孕激素补充治疗可改善脂代谢异常，减少腹部脂肪堆积和总体脂肪量，并有助于改善代谢综合征的多种风险因素。

2. 激素补充治疗对围绝经期糖脂代谢有益

围绝经期和绝经后女性易发生血糖异常，包括胰岛素抵抗及 2 型糖尿病。研究显示，雌激素可降低绝经后女性空腹血糖水平和减轻胰岛素抵抗，增加胰岛素敏感性，改善血糖代谢，有助于血糖控制。围绝经期及绝经后女性也更容易发生总胆固醇、甘油三酯、低密度脂蛋白胆固醇水平升高等血脂异常，围绝经期补充雌激素有助于降低总胆固醇、升高高密度脂蛋白胆固醇，减少心血管疾病的发生。

 误区解读

围绝经期减肥，靠不吃饭最有用

围绝经期体内性激素水平降低，进而加速肌肉的减少以及骨骼肌质量的下降，体脂含量增高，单纯依靠控制饮食减重则可能进一步加重肌肉减少的程度。减肥全靠不吃饭绝对不可取。围绝经期体重控制，在饮食上建议食用全谷物、足量蔬菜和水果、每周 2 次鱼类食品，同时控糖（≤ 50g/d）、少油（25 ~ 30g/d）、限盐（≤ 6g/d）、限酒、戒烟，并足量饮水（1 500 ~ 1 700ml/d）。同时，进行每周累计 150 分钟的规律有氧运动，另加 2 ~ 3 次抗阻运动。绝经后应用雌、孕激素补充治疗可预防肌肉减少的发生。

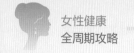

6个小妙招，教你优雅度过更年期

朵朵今年25岁，最近一段时间在家中的日子过得是如履薄冰……总觉得妈妈有些怪怪的，比如半夜总是失眠，翻来覆去睡不着；明明天气没有很热，但是经常发热冒汗；也会莫名其妙地突然生气，把朵朵臭骂一顿。朵朵小心翼翼，夹缝中满满的求生欲。于是，查阅了很多书籍和资料之后，朵朵开始怀疑妈妈步入了"更年期"，决定带着妈妈一起去医院！

 小课堂

1. 进入"更年期"会有哪些表现

绝经是每个女性必经的生理过程，围绝经期（更年期）也是生理变化和心理状态明显改变的时期。这个特殊时期由于卵巢功能衰退，体内雌激素和孕激素波动或下降导致一系列症状，并引起近期和远期的健康问题。具体表现为月经紊乱和全身不适，如常见有情绪易激动、多疑、记忆减退、失眠、潮热出汗、焦虑、抑郁、血压波动、心慌、阴道干涩、性交疼痛、尿频和尿急、肌肉关节疼痛等症状，常因假性心绞痛急诊入院。这一系列症状体征统称为围绝经期综合征。

这些症状出现的早晚、多少、严重程度和持续时间因人而异。早诊断、早评估，进行综合治疗可有助于顺利度过；有的女性因严重的围绝经期综合征困扰，且缺乏科学的认知，辗转多家医院诊治效果不佳，也花费甚多。这里特别强调，围绝经期是女性健康的危险期，有的女性甚至会陷在痛苦的深渊中不能自拔。

2. 如何应对"更年期"

围绝经期综合征是典型的身心健康问题。医疗机构专科门诊对围绝经期女性提供健康状况筛查评估及心理、营养、运动咨询指导，规范应用绝经激素治疗，进行个体化健康教育等服务，能有效缓解绝经相关症状，预防骨质疏松，帮助女性优雅安全地度过"更年期"。

（1）保持充足的睡眠：每晚睡眠时间保持在 7～8 小时，可降低心脏病的发生率；睡眠不好胰岛素分泌量减少，可引起肥胖。

（2）合理膳食：食物多样、合理搭配，每天摄入 12 种以上食物。保证优质蛋白摄入，每天总摄入量 120～200g，优先选择鱼和禽类，每日 1 个鸡蛋（不弃蛋黄），常吃豆制品，奶及奶制品摄入 300～500g/d 为宜。谷类粗细搭配，薯类 50～100g/d。保证蔬菜 300～500g/d、新鲜水果摄入 200～350g/d。适量吃坚果。少吃高盐和油炸食品，控制糖的摄入量。

（3）足量饮水：《中国居民膳食指南（2022）》强调，每天饮水 1 500～1 700ml。围绝经期最易发生体内慢性缺水，提倡首选饮用温热白开水和淡茶水，茶多酚有抗氧化作用。

（4）戒烟限酒：吸烟和过量饮酒是老年女性认知功能衰退以及骨质疏松的重要危险因素。女性吸烟可伴发过早绝经，女性每日饮酒应不超过 15g。

（5）适度的有氧运动：运动有助于改善围绝经期女性心理的焦虑、抑郁等，有助于减轻压力，减少脂肪和骨质疏松，提高生活质量。围绝经期女性应根据自身的年龄、机能特点和运动习惯制定

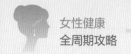

个性化的运动健身方案。提倡中等强度的有氧运动，如快走、慢跑、游泳、舞蹈、体操、太极拳等。

（6）科学规范应用绝经激素治疗：绝经激素治疗是为弥补卵巢功能衰竭而采取的治疗措施，应在专科医生的指导下，评估有适应证、无禁忌证时才能启动治疗。坚持个体化治疗原则，可有效缓解绝经相关症状。绝经过渡期使用可提高生活质量，使女性衰老过程减慢，在一定程度上预防骨质疏松及老年慢性疾病的发生。

 误区解读

激素可以通过豆浆等饮食补充

这是大家对激素的认识误区，豆浆无法替代激素补充。一般认为严重疾病才需要用到激素。其实，我们身体时时刻刻在分泌激素，如甲状腺激素、肾上腺素、胰岛素等都是不可缺少的。卵巢能分泌女性特有的雌激素和孕激素，以调节性发育和生殖功能，更年期需要补充的就是雌、孕激素，从而让卵巢不"退休"。豆浆和豆类对更年期症状基本没有治疗和预防作用。

为何更年期的心情总是"阴晴不定"

刘女士46岁，她总怀疑自己的丈夫有外遇，甚至能够描述怀疑丈夫出轨的细节。每次她讲起自己的故事便滔滔不绝，甚至无法打断。有一次，她的丈夫陪她到医院就诊，她丈夫告诉专家，这一年多的时间里，他带着妻子看了心内科、神经科等，做遍了检查都没有发现有任何器质性病变。最后，考虑可能是更年期诱发的焦虑，才到精神科就诊。从患者丈夫、子女及其他家人处核实，其丈夫并没有出轨事件。刘女士被确诊为更年期焦虑症。经过一段时间的药物、心理治疗后，她再也没有焦虑多疑的问题了。

 小课堂 ● ● ● ● ● ● ● ● ● ● ● ● ● ●

1. 更年期的心理变化有哪些

更年期是女性一生中一个重要的生理阶段。在这一时期，随着卵巢功能的衰退，雌激素分泌的减少，全身各系统器官处于一个从不适应到适应的动态转变过程，导致一系列躯体和神经心理症状的出现。

（1）焦虑心理：更年期内分泌功能减退，神经系统和精神活动不够稳定，容易引起焦虑、紧张、惶惶不安的心态，这是更年期女性心态的一种改变。

（2）悲观心理：女性到了更年期之后常有一些症状出现，虽然这些症状没有大的影响，可是常因这些症状的产生而感到顾虑重重，甚至任何一点不舒服就怀疑自己的疾病非常严重，甚至情绪消沉，恐惧衰老，担心记忆减退、思维零乱或者喜欢回忆生活中一些不愉快的事，进而放大自己的悲观情绪。

（3）个性及行为的改变：主要为多疑、自私、唠唠叨叨、遇事容易急躁，甚至不近人情。无端地心烦意乱，有时容易兴奋，有时伤感，也有时孤独、绝望，往往因为很小的刺激将事件扩大化。

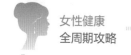
2. 更年期心理问题的治疗方式有哪些

目前，对更年期心理问题的治疗最重要的是心理指导，主要是交流沟通，让患者能够将自己的心理问题倾吐出来，医生帮助分析和疏导，另外还会给予生活习惯、饮食搭配、运动及社交活动等的建议。

此外，家庭支持对于更年期心理问题患者的治疗也非常重要。家庭成员要了解更年期的相关知识，并理解绝大多数人在更年期所出现的身体和心理上的问题都不是病，只是会有一定的症状。如发现症状加重了，需要及时陪着到医院就诊。

最后，就是药物治疗，最常见的是激素治疗和中成药治疗。这些药物的使用都必须在医生的指导下进行。

 知识扩展

如何预防更年期的心理问题

（1）科学认识更年期，加强自我心理调适：即将进入更年期的人，要有充分的思想准备，努力提高自我控制能力。对于症状所带来的苦恼，要善于自我调节。切忌盲目疑虑，无休止地寻找和探求自己躯体上所出现的任何一点不适，以免因心理问题导致躯体疾病的发生。

（2）保持愉快的心境，尽量使精神豁达开朗：遇到不顺心的事情，要善于自我疏导。在生活中要尽量避开刺激源，防止不良事情对大脑的刺激。在躲避不了的时候，要运用意志的力量，转移注意，把注意力转向其他事物或其他兴趣。更年期女性要保持心理健康，必须做好心理调适。对各种挫折，要增强生活的勇气，以乐观的情绪面对挫折和不幸。

（3）参加力所能及的劳动，是保持心理健康的源泉：劳动包括体力劳动和脑力劳动。大脑的衰老和身体其他器官的衰老一样，取决于健康状况。人到更年期，保持强烈的求知欲望，不断地学习和思考以锻炼脑力，不仅可以改善脑血流的运行状态，推迟脑细胞的萎缩，而且可以了解社会的各种变化，学习到最新知识，使自己能跟上时代前进的步伐，使心胸更加开阔。

（4）主动进行医学检查和咨询，及时消除不健康心理：更年期的人无论有无症状出现，都应该主动积极地进行医学检查和咨询。一方面，通过医生的检查和治疗，及时帮助机体功能恢复。另一方面，也可了解到更年期生理变化常识和防护事项。许多病在更年期发生率转高，但不必为此焦急不安。如果确系有病，也要实事求是，早些治疗，调理得当。

（5）加强营养、适量运动和社交活动有利于更年期的心绪稳定：更年期女性可以补充含蛋白质、钙质的食品，同时进行适量运动。由于老年人关节、骨质的改变，过量运动很容易加重这些部位的病变，因此不建议经常爬山，可以选择慢跑、散步等。大家还可以多参加一些集体性的活动，多与朋友进行交流，这样也有利于身心的放松和愉悦。

 误区解读

更年期焦虑是偶然现象，不存在普遍性

更年期女性的卵巢功能由不稳定到衰退，月经周期从紊乱到完

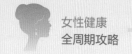

全绝经，机体会从心理和社会功能两个方面不断顺应和发展，经历"平衡—不平衡—再平衡"的演变过程。所以，更年期焦虑不是偶然现象，存在普遍性。

从心理变化来看，主要有两方面原因：一是内源性的神经递质改变。由于内源性 5- 羟色胺分泌存在波动，容易导致这一时期的女性较之其他时期，更容易出现抑郁、焦虑、恐惧、烦恼、不安等相应情绪上的变化。二是更年期正处于"成年中期"和"成年晚期"的过渡阶段，女性思维、情感、意志日趋成熟和稳定，通常会出现一定程度的"停滞"状况，更容易引发所谓的"中年危机"，需要及时干预和疏导。

更年期如何科学补钙

王女士今年 56 岁，自从两年前月经再也"不上门"后，就时不时会腰酸背痛，但王女士一直和家人说"年纪大了，多少会有点的，多喝点骨头汤就补回来了"，大家都觉得这是个小问题。慢慢地，王女士发现自己的腰直不起来，疼痛也越来越严重，甚至开始影响睡眠。这下王女士着急了，在家人的陪同下前往医院就诊。经过医院的多项检查，医生告诉王女士她患有严重的骨质疏松。

小课堂

1. 为什么"更年期"女性会腰酸背痛

围绝经期，也就是老百姓口中的"更年期"，是女性生命各阶段连续统一体中的一个点，标志着生育时期的结束。大多数女性在45~55岁经历更年期，这是生理衰老的自然组成部分。在这个时期，女性体内的激素水平开始明显下降，卵巢功能逐渐衰退，除了常见的潮热、盗汗等表现外，一半以上的女性会出现腰酸背痛等骨质疏松相关症状。

2. 为什么"更年期"要预防骨质疏松

女性体内的雌激素，有促进降钙素分泌的功能。降钙素的主要工作，是负责将血液中的钙质沉积到骨头里，所以雌激素水平下降时，容易钙质流失。围绝经期女性，如出现腰背部的疼痛，服用消炎药、止痛药效果不明显，且长时间固定一个姿势或久坐、久立时，疼痛症状会加剧，此时就应该去医院检查是否有骨质疏松的可能。

 知识扩展

1. 预防骨质疏松，怎样补钙才更科学

绝经期女性每日钙吸收量建议保持在1 000mg，每日喝500ml新鲜牛奶并在饮食中增加适量肉类、豆制品或海产品，可获得食物钙700~900mg。此外，也可以选择水溶性高、碱性弱的钙剂，如乳酸钙、葡萄糖酸钙、枸橼酸钙等。维生素D能有效促进钙吸收

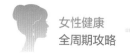

及利用。因此，建议围绝经期女性多做户外运动，增加阳光紫外线照射，以增加内源性维生素 D 获得量。可根据自己的爱好选择适合自己的运动，如跳户外交谊舞、打太极拳、游泳等，一般以心跳加快、微微出汗的状态为最佳。

2. 只补钙就够了吗

雌激素对女性非常重要。除生殖系统外，雌激素还对神经系统、心血管系统、骨骼、泌尿系统等产生作用。除了补钙和维生素 D，还需要补雌激素。研究显示，绝经激素治疗可以预防绝经后健康女性的骨质流失，有效预防绝经后骨质疏松和骨折。需要注意，雌激素补充治疗有一定的适应证和禁忌证，建议大家前往医院进行评估，在医生的科学指导下适当补充雌激素并定期进行随访。

3. 怎样知道自己有没有骨质疏松

除了出现腰酸、背痛等骨质疏松相关症状，女性进入 40 岁以后，可以考虑每年做一次骨密度的检测，这种检测基本没什么辐射，大家不用担心。另外，还有一些小测试可供大家进行辨别，如"国际骨质疏松症基金会骨质疏松症风险一分钟测试题"或"亚洲人骨质疏松自我筛查工具"等，可以在网上进行搜索。

 误区解读

预防更年期骨质疏松，每日服用钙片就够了

预防更年期骨质疏松，我们还应注意：

一定要加强体育锻炼。负重运动能强健骨骼，帮助预防骨质疏松。每天应坚持负重运动 30 分钟以上。负重运动有爬山、慢跑、快步走、打球、跳广场舞等，骑车和游泳不是负重运动，对于骨骼的好处相对较少。

摄入适量的蛋白质。骨骼是由钙、磷等无机物和胶原蛋白等有机物组成的，无机物使骨具有硬度，有机物使骨具有韧度。蛋白质是骨骼有机物的主要成分，也是肌肉的主要成分。所以，每天应保证蛋白质的摄入量。牛奶是优质的钙原，蛋白质含量也高，是很好的强骨骼、强肌肉的食物。

在医生指导下补充适量的雌激素。我们的骨骼每时每刻都在发生着新陈代谢——骨生成和骨破坏，雌激素在女性骨代谢中发挥着重要作用。围绝经期卵巢功能减退，雌激素减少，骨破坏增加，骨量减少，容易发生骨质疏松，甚至骨折。骨质疏松是补充雌激素的适应证之一。

做骨密度检测。如果已经发生骨质疏松，则需要进行相应的治疗，单靠补充钙剂是不够的。

答案：1. C；2. C；3. ×

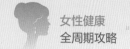
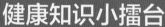

健康知识小擂台

单选题:

1. 引起更年期症状的根本原因是（　　）

    A. 孕激素缺乏　　　　　　B. 雄激素缺乏

    C. 雌激素缺乏　　　　　　D. 肾上腺素缺乏

2. 我国女性绝经年龄多在（　　）

    A. 35 ~ 40 岁　　　　　　B. 40 ~ 45 岁

    C. 45 ~ 55 岁　　　　　　D. 50 ~ 58 岁

    E. 55 ~ 60 岁

判断题:

3. 月经半年不来了，就是绝经了。（　　）

从容走过时光，
优雅度过更年期
自测题
（答案见上页）

令人困扰的

妇科疾病

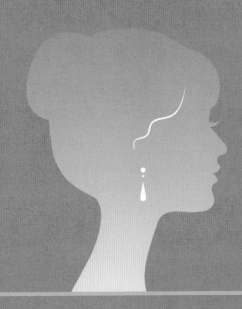

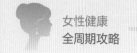

私处瘙痒，到底是怎么回事

　　小源最近智齿又发炎了，终于痛下决心去拔智齿。牙医先给她开了头孢，让她消炎后来拔牙。小源为了能够快速消炎，同时服用了家里剩余的抗生素。没想到用了几天药后，小源开始觉得自己私处有时很痒，上厕所的时候还会出现豆腐渣一样的分泌物。小源去妇产科检查后，医生诊断为阴道炎。小源觉得很困惑，自己明明很注重私处卫生，也没有过性行为，为什么还会得阴道炎呢？医生告诉小源，可能是吃了消炎药的原因。小源更奇怪了，为什么简单的消炎治疗会导致阴道炎呢？

 小课堂 ●●●●●●●●●●●●●●●●●●●●

1. 滥用抗生素为什么会得阴道炎？还有其他病因吗

　　外阴阴道炎包括外阴阴道假丝酵母菌病、细菌性阴道病、滴虫性阴道炎及混合型阴道炎等多种类型。滴虫性阴道炎主要通过性交直接传播，也可通过公共场所接触浴盆、坐便器等间接传染。全身或局部免疫力下降时，阴道内微生态失衡，本身在其中少量定植的菌群如假丝酵母菌、加德纳菌或其他厌氧菌等可大量繁殖，引起外阴阴道假丝酵母菌病或细菌性阴道病。同时感染两种或两种以上病原体时，即称为混合型阴道炎。

　　正常的阴道环境中有多种微生物的存在，它们相互制约，彼此依赖，达到动态平衡。雌激素水平、阴道内的酸性环境，以及阴道黏膜的免疫系统都可以帮助维持阴道菌群的微生态平衡。长期使用广谱抗生素，或滥用抗生素都可能破坏阴道原有的菌群平衡。此外，妊娠、糖尿病、大量应用免疫抑制剂、外阴局部温度湿度增加等因素也可引起阴道菌群微生态的破坏。

2. 阴道里面有炎症为什么外阴也会痒

病原体感染阴道后，免疫系统中的白细胞为了保护我们，就会纷纷出动围剿病原体，英勇牺牲的细胞就会成为脓细胞。同时，宫颈位于阴道顶端，其分泌物也会由于病原体的感染和细胞的牺牲变成黄色脓性分泌物。上述分泌物通过阴道排出后刺激外阴，就会出现私处瘙痒或者皮肤刺激感、灼热感等症状。

 知识扩展

1. 私处杀菌不靠谱

有一些人深信所谓的"盐水杀菌""白醋消毒"等杀菌方法，会在清洗外阴时加入食盐和醋，或者用热水蒸气熏烫私处。她们以为这样可以消灭外阴和阴道的"脏东西"，但其实这些都是错误的做法。醋和盐本身对皮肤的刺激性很大，热水蒸气也会有烫伤皮肤的风险。长期使用这些方法会使得外阴皮肤角质层受到破坏，无法保护皮肤和阴道，使皮肤变得更加脆弱敏感，局部免疫系统也会受到影响。正确的外阴清洗方法，应该是温清水清洗，并用指腹清洗，避免用指甲搔抓外阴出现裂口。也可选用清洁力温和、偏中性的肥皂或沐浴露，清洗后用纸巾擦拭干净。同时，应避免冲洗阴道，影响阴道内的酸性环境和菌群平衡。

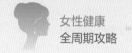

2. 外阴也须认真护理

确诊外阴阴道炎后，除了应谨遵医嘱正确用药，也要注意通过改变生活习惯来保护私处。选择内裤时，应首选纯棉、宽松的款式，增加透气性，避免穿着紧身不透气的牛仔裤。小便后用干燥的卫生纸擦净，可以有效减少残留尿液及分泌物对外阴的刺激。

 误区解读

没有过性生活就不会得阴道炎

很多女性不理解为什么没有过性生活还会得阴道炎。其实，性交只是阴道炎传播的方式之一，公共场所密切接触病原体携带者的物品，如坐便器、浴池等也可能会造成病原体的传播。细菌性阴道病和外阴阴道假丝酵母菌病主要是由于自身阴道菌群紊乱导致的阴道炎症，并不一定与性生活有关。日常生活中，除了注意私处卫生，还应保持规律的作息和饮食，避免熬夜，提高机体免疫力，才能保持健康的菌群状态，远离疾病困扰。

私处瘙痒，
到底是怎么回事

让人脸红的妇科检查

小李最近因为白带呈豆腐渣样，同时伴有阴道、外阴瘙痒，预约了妇科门诊就诊。在就诊前一天的晚上，小李很是焦虑，想着明天要到妇科门诊看病，免不了要进行妇科检查，到时会不会疼痛难忍？会不会遇到什么困难？检查结果会有什么问题吗？她整夜都在胡思乱想。第二天，到妇科门诊经过一系列的检查，医生诊断她为外阴阴道假丝酵母菌病，并配了药物开始进行治疗。小李长舒了一口气，原来妇科检查没有想象中那么可怕！

 小课堂

1. 什么是妇科检查

妇科检查，顾名思义，即指通过视诊、触诊等方式初步了解患者外阴、阴道、宫颈、子宫、附件的情况，达到协助诊断女性生殖系统疾病及鉴别与之相关的其他器官、系统疾病的目的。在检查过程中可能会针对某部位进行取样，如阴道分泌物、宫颈脱落细胞等，通过辅助检查来协助诊断。

2. 进行妇科检查前需要注意哪些事项

（1）检查时间的选择：时间上，总体没有硬性的要求。如果是育龄期女性，常规检查最佳的检查时间是在月经结束之后的第3~7天。如果是月经不规则或淋漓不净的患者，可随时就诊。如果是绝经后的患者，在症状出现后即可就诊。

（2）告知医生自己的性生活史：这一点非常重要！需要告知医生，自己有没有过性生活，尤其是没有性生活的女性，更应该及时告诉医生，避免进行阴道检查或后续的阴道 B 超。

（3）不要冲洗阴道：检查的前 1 天不要进行阴道冲洗，这样会破坏阴道里原有的微环境，使得有关阴道分泌物的检查结果受到很大影响。

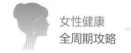

（4）不要阴道用药：做妇科检查前 3 天不能进行阴道用药，否则阴道里会残留药渣，影响宫颈和阴道的视诊，对分泌物的检查也会有很大影响。

（5）检查前 1 天禁止性生活：在做妇科检查的前 1 天，禁止性生活，以免性生活时有精液或者细菌进入，引起妇科炎症或影响检查结果。

 知识扩展

1. 窥器在妇科检查中很重要

窥器是妇科检查中重要的工具。对于有性生活史的女性，需要用鸭嘴巴形的窥器将大小阴唇和阴道撑开，暴露出宫颈和阴道各壁，以检查阴道和子宫颈有无病变。很多女性因在检查过程中会有不适感而对窥器很抵触。然而，窥器的使用不可或缺。因此，为减轻不适感，在检查过程中应尽量放松会阴部的肌肉，深呼吸，不要过于紧张，检查过程就会相对顺利。

2. 妇科 B 超不能代替常规的妇科检查

有的人图省事，想做个妇科 B 超代替妇科检查，这就大错特错了。妇科 B 超是一种影像学检查，主要通过超声信号检查盆腔内的情况，包括了解子宫内膜、子宫肌层、附件区及后陷凹等部位的情况。而妇

让人脸红的
妇科检查

科检查包括盆腔外外阴、阴道、宫颈的视诊、触诊，以及盆腔内子宫、附件区的触诊，两者是互补的关系，不能混为一谈。

哪些情况更容易感染盆腔炎

　　小张是一名公司白领，平时与男友感情很好。但因男友长期于外地出差，所以两个人聚少离多。一次男朋友出差回来，向小张提出了共度良宵的请求，尽管小张那几日月经来潮，且分泌物有些异味，但为了不扫男友的兴致，小张还是答应了。结果，事后小张出现了下腹痛、腰酸、乏力、发热等表现，到医院就诊，诊断为"盆腔炎"。小张追悔莫及，早知现在，何必当初呢！

 小课堂 ● ● ● ● ● ● ● ● ● ● ● ● ● ● ● ● ● ● ●

1. 什么是"盆腔炎"

　　"盆腔炎"实际上指的是盆腔炎症性疾病，即女性上生殖道的一组感染性疾病，主要包括子宫内膜炎、输卵管炎、盆腔腹膜炎等。炎症可局限于一个部位，也可同时累及几个部位。盆腔炎症性疾病多发生于性活跃期、育龄期的女性。盆腔炎是不可忽视的疾病，在早期如果没有得到及时的诊治，由急性转变成慢性，就会大大增加治疗难度。而且患者在忍受盆腔痛的同时，还要面对各种各样可能出现的并发症，十分痛苦。

2. 容易感染盆腔炎的高危因素有哪些

　　（1）年龄：相较于年龄大的女性而言，年轻女性更容易出现性生活频繁或性伴侣不稳定等情况，因而盆腔炎的发病率相对更

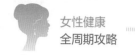

高。其发病高峰年龄在我国为 30 岁左右。

（2）有盆腔炎疾病史：既往曾有盆腔炎疾病史的女性，因不注意保护或劳累等因素，20%～25% 患者可再次发作。

（3）性活动：性活动和盆腔炎有密切的关系。性活动频繁、有多个性伴侣等，都是罹患盆腔炎的高危因素。

（4）宫内节育器：宫内节育器对人体而言是一种异物，或多或少会产生不良影响。而不同形态、不同作用机理的节育器，给机体带来的影响也不同。其中，带尾丝的节育器更易导致病原微生物上行引起感染，进而形成盆腔炎。

（5）下生殖道感染：常见的病原微生物，如淋病奈瑟球菌、衣原体、支原体等可引起下生殖道感染，进而导致盆腔炎的发生。需要注意的是，性伴侣同样也可能存在上述病原微生物的感染，如未及时治疗，往往会导致交叉感染，因此伴侣一定要同查同治。

（6）宫腔手术操作：宫腔手术，如刮宫术、输卵管通液术、子宫输卵管造影、宫腔镜检查等，均需要在宫腔内部完成操作。术前未禁性生活、术中操作不规范、术后未注意卫生护理、过早同房等情况，均可能导致盆腔炎的发生。

（7）邻近器官炎症直接蔓延：如阑尾炎、腹膜炎等，可以向盆腔部位蔓延，导致盆腔炎的发生。

 知识扩展

1. 盆腔炎的症状

急性盆腔炎主要表现为小腹胀痛、肌肉紧张、有压痛及反跳痛，伴有心率快、发热、阴道有大量脓性分泌物。病情严重者可有高热、头痛、寒战、食欲缺乏、恶心、呕吐、大量黄色白带伴异味、排尿困难、尿频、尿痛、腹泻、里急后重和排便困难等。

慢性盆腔炎主要表现为全身症状，时有低热，易感疲劳，容易失眠、精神不振、周身不适等。下腹部坠胀、疼痛及腰骶部酸痛，常在劳累、同房后、月经前后加剧。

2. 如何预防盆腔炎

（1）避免不洁性生活，减少性传播疾病的发生：对于高危女性（如多个性伴侣、性生活频繁、既往曾患过盆腔炎），须普及性教育，规范使用安全套。注意房事卫生，经期禁止性生活。如患性传播疾病，治愈前禁止性生活，且伴侣同查同治。

（2）规范诊治下生殖道感染：如果出现外阴阴道瘙痒，白带增多、色黄、呈豆腐渣样或水样、有臭味等性状改变，可能发生了外阴阴道炎，一定要及时到正规医院就医治疗。不要自行滥用药物、延误诊治，使感染上行扩散，导致盆腔炎。

（3）避免不正确的卫生习惯：避免经期性生活、游泳、盆浴。养成良好的会阴部清洁习惯，保持会阴部清洁、干燥，每日用温水清洗外阴。不要盲目用各种洗液或药水清洗外阴或冲洗阴道。

（4）劳逸结合，注意休息：不要过于劳累，做到劳逸结合，节制房事，避免症状加重。

（5）宫腔手术围手术期加强防护：术前、术后遵医嘱，暂禁性生活。术后避免游泳、盆浴。必要时预防性应用抗生素。

（6）保持心情愉快，加强锻炼，提高机体免疫力。

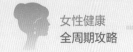
"宫颈糜烂"到底是不是病

　　王女士最近很苦恼。上周她参加了高中同学毕业十周年聚会，兴冲冲地出门，结果胆战心惊而归。虽然见到了许久未见的老同学确实令人兴奋，但宴至中旬，却听到老班长说起当初那和蔼可亲的班主任最近被查出了宫颈癌，所幸发现得早，保住了命。想起自从生完孩子自己就再也没做过妇科检查之后，害怕的王女士第二天就请假去了医院，没想到却被医生告知她的宫颈重度"糜烂"！虽然医生说什么化验正常、问题不大，丈夫也劝她不要多想，但老妈却说她有个老同事十几年前也有"宫颈糜烂"，还做了手术。这可愁坏了王女士，她该听谁的呢？

 小课堂 ● ● ● ● ● ● ● ● ● ●

1. 什么是"宫颈糜烂"

　　所谓"宫颈糜烂"，其实是一种通俗且已经过时的说法，随着研究的深入，如今它早已正名，标准名称是"宫颈柱状上皮异位"。宫颈和大部分器官一样，是由上皮、肌肉、血管、神经组织等组成的。宫颈管是宫颈的内腔，其表面覆盖一层柱状上皮；而宫颈外部则覆盖一层鳞状上皮。宫颈柱状上皮和鳞状上皮间存在明显界限，当鳞状上皮脱落未及时长起时，可能为柱状上皮所取代。由于柱状上皮呈鲜红色，肉眼观似糜烂，故过去常称为"宫颈糜烂"。

2. "宫颈糜烂"是否需要治疗

其实，不是所有的宫颈柱状上皮异位都需要治疗，或者说，只有出现明显的临床症状时才需要进一步处理。大多数的宫颈柱状上皮异位属于生理现象，随体内雌激素及孕激素水平的波动或阴道 pH 的变化而发生和消退，如没有引起白带反复增多等症状，可以不用特别治疗。当然，也有一部分的宫颈癌前病变及宫颈癌表现为宫颈柱状上皮异位，但两者间没有必然联系，只要每年做好 HPV 检测及宫颈癌筛查即可。

 知识扩展

1. 宫颈柱状上皮异位的分类

宫颈柱状上皮异位可以根据形态和大小分类。根据肉眼所见形态，可分为颗粒型和乳头型。根据"糜烂"范围，面积 < 1/3 为轻度，1/3 ~ 2/3 为中度，> 2/3 为重度。

2. 宫颈柱状上皮异位的治疗方式

虽然宫颈柱状上皮异位一般不需要处理，但如果临床症状比较明显，可以通过激光或锥切等方式治疗。但对于未生育女性，建议慎重考虑，因为术后易导致宫颈缩短，有流产风险。如果合并有阴道炎，可选用对症药物和乳酸菌调节阴道菌群及 pH。

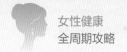
 误区解读

"宫颈糜烂"是宫颈癌前病变

宫颈柱状上皮异位从严格意义上来说并不属于癌前病变，真正的宫颈癌前病变称为"宫颈上皮内瘤变"，由宫颈鳞状上皮细胞异化而成，主要由宫颈 HPV 感染导致。宫颈上皮内瘤变主要分为低级别病变和高级别病变，其筛查方式主要为宫颈 HPV 检测和宫颈刮片试验，确诊需要阴道镜检查。

子宫肌瘤引起的 6 个"不舒服"

一位姐妹拿着一张 B 超报告到医院进行咨询，说自己长了一个子宫肌瘤，医生跟她说，一般得了子宫肌瘤，月经都会变多。但很奇怪，她月经不仅没有变多，反而变少了。B 超报告显示，的确有个肌瘤，不过只有 1cm 左右，而且长在肌层中。这种子宫肌瘤是不会影响月经的，也不需要治疗，可以半年后再复查。

 小课堂 ● ● ● ● ● ● ● ● ● ● ● ● ● ● ●

子宫肌瘤会引起哪些不舒服

子宫肌瘤是妇科最常见的良性肿瘤之一，绝大多数情况下不会引起不舒服，也就是说没有症状，自然不需要治疗，只要定期复查就可以了。只有少部分子宫肌瘤可能会引起一些症状或不适。

（1）月经改变：比如月经量变多，或者经期时间变长。之所以会这样，是因为有些子宫肌瘤长在宫腔里面，医学上叫黏膜下肌瘤，或者肌瘤突向宫腔压迫内膜，这些会造成子宫内膜表面积相对增加，脱落引起的出血量就增多了。另外，来月经时，正常的子宫平滑肌会收缩止血，但如果子宫肌瘤比较大又比较多，就可能减弱平滑肌收缩，从而削弱止血效果，引起经量增多。还有一种情况，多发性子宫肌瘤，当肌瘤又大又多时，整个子宫变大，宫腔被拉伸变形，也可能出血增多。

（2）阴道分泌物增加：子宫黏膜下肌瘤或较多较大的肌瘤，在非月经期也会引起内膜渗出增加，导致阴道分泌物增加。

（3）腹部包块：比较大的子宫肌瘤有可能会突出盆腔，在小肚子就可以摸到包块。

（4）压迫症状：如果子宫肌瘤比较大，或者长的位置比较突出，压迫到周围器官，可能会引起相应的压迫症状。比如压迫到膀胱，会有尿频尿急；压迫到直肠，会有便秘；压迫到旁边的输尿管，会引起输尿管梗阻，出现肾积水等。

（5）腹痛腹胀：比较大的子宫肌瘤可能会顶住盆腔周围的脏器，引起肚子胀、不舒服；如果肌瘤出现变性，也有可能引起下腹痛；子宫黏膜下肌瘤，在经期可能会引起痛经；带蒂的浆膜下肌瘤，如果出现蒂扭转，会引起剧烈的腹痛。

（6）不孕：影响宫腔形态的肌瘤都有可能影响受精卵着床发育，引起不孕或者流产。如果子宫肌瘤长的位置不好，比如正好长在输卵管和子宫连接处，把通道给堵住了，精子和卵子就见不着面了。

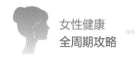
 知识扩展

1. 子宫肌瘤可以吃药治疗吗

有姐妹希望吃点药，就把子宫肌瘤弄没了，这靠谱吗？临床上的确有一些药物，包括中药，会让肌瘤变小，但是没有办法消除掉肌瘤，所以一旦停药，肌瘤又会恢复老样子。况且，也没有必要为了肌瘤吃上十几年的药，这么长时间，副作用早就把你打垮了。实际上，绝大多数子宫肌瘤没有任何症状，也不需要治疗，我们跟它和平共处就行了。只有一些特殊情况可以考虑用药，比如子宫肌瘤引起月经量多、贫血，可以用药减少出血、纠正贫血，为手术创造条件。大家千万不要听信一些不良机构的谗言，说用了他们的产品，排出一滩污血，子宫肌瘤就没了，这样的"智商税"千万不要交。

2. 长了子宫肌瘤还能喝酒、喝茶、喝咖啡吗

根据目前的研究结果，比较明确的是喝酒会增加子宫肌瘤的发生风险，每天摄入 20g 以上的酒精就会显著增加肌瘤手术的风险。与白酒、红酒相比，啤酒影响更大，所以尽量戒酒。另外，一些小规模研究提示，绿茶提取物可以缩小肌瘤体积、减轻相关症状，有助于延缓肌瘤的进展；咖啡一般不会增加肌瘤风险，但 35 岁以下女性如果每天喝较多的咖啡，可能轻微增加肌瘤的发生风险。

误区解读

长了子宫肌瘤不能喝豆浆

经常有人提醒你，长了子宫肌瘤，千万别喝豆浆，因为豆浆里面有雌激素。这是真的吗？事实上，豆浆里面有的是植物雌激素，它的主要成分是大豆异黄酮。虽然名字带有雌激素，但它不是真正的雌激素，只是结构相似。所以在某些特定的情况下，它能够跟雌激素受体进行微弱的结合，发生微弱的雌激素样作用。这种作用大概只有相同浓度下雌激素的几千分之一，甚至更弱一点。你想想看，得喝多少豆浆才能达到这样的作用啊。所以，不用担心，每天一两杯豆浆没有问题。但是，市面上出售的一些大豆异黄酮胶囊，大豆异黄酮含量非常高，尽量不要吃。

卵巢囊肿，医生教你看懂 B 超报告

宝妈玲玲最近很犯愁，在单位组织的体检中，她被检出有"卵巢囊肿"，看起来还不小，足足有 4cm。安顿好小孩，又向单位请了半天假，她好不容易到医院复查好了 B 超，看着报告上写着"卵巢囊肿，功能性可能"，玲玲更迷茫了。"医生，我这个囊肿怎么办？要手术吗？是癌吗？"内心忐忑的玲玲有好多问题想问。

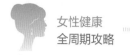
 小课堂 ● ● ● ● ● ● ● ● ● ● ● ● ● ● ● ● ●

1. 卵巢囊肿的大小怎么测量

卵巢囊肿是一个形态学的诊断，B 超医生出具的 B 超报告会描述囊肿的大小，一般是三个维度的测量数据，即长、宽、高各多少，以毫米（mm）为长度单位。如果囊肿大小超过 40mm，需要提高警惕。多次复查超过 40mm 的卵巢子宫内膜样囊肿，需要考虑手术治疗。超过 50mm 的卵巢其他囊肿在排除生理性囊肿后，也需要考虑手术治疗。

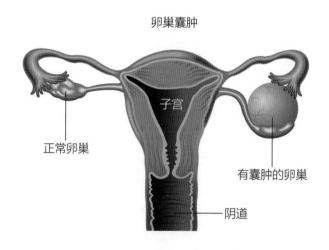

卵巢囊肿

子宫

正常卵巢

有囊肿的卵巢

阴道

2. "囊液的性质"更重要

相对于卵巢囊肿的大小，医生更加关注囊肿的性质。超声医生会就囊液性质进行一些文字描述，如"无回声""混合回声""高回声"等，这些文字对于提示囊肿性质很有意义。一般而言，"无回声"指囊肿里全是液体，没有特殊的组织，大部分是良性的或者是功能性的。描述为"低回声"，可能是巧克力囊肿或卵巢黄体等。描述为"高回声"，指囊肿内有钙化组织或其他能强烈反射超声波的组织，多见于畸胎瘤。混合回声，指囊液不是单纯的液体，有超声下不均质的组织，需要根据具体情况进行鉴别。超声对于囊壁的描述也很有意义，壁薄的囊肿，一般是良性的或生理性的；壁均匀增厚多见于卵巢子宫内膜样囊肿；囊壁呈多房性者，超声报告也会加以描述，提醒医生手术中要注意剥除全部囊肿。囊肿呈腊肠样，提示可能是输卵管积水。最需要重视的是囊壁出现乳头，且有血流信号，这是超声下预警卵巢早期恶性肿瘤的信号。

知识扩展

1. B 超报告里的诊断提示怎么看

关于卵巢囊肿的 B 超报告描述读起来可能有点迷糊，我们可以留心诊断提示部分，大家最关心的"答案"往往会藏在这里。超声报告的诊断提示部分会给出最可能的超声诊断，有时会附注超声医生认为需要特别提醒临床医生的信息，如"不排除卵巢囊肿蒂扭转"等。这是超声单上需要重点关注的部分，也是超声检查的主要目的。

部分医院会采取美国放射学会（American College of Radiology，ACR）的 O-RADS 超声分类系统，在 O-RADS 分类系统中，O-RADS 1 提示正常卵巢；O-RADS 2 提示卵巢囊肿几乎明确为良性，恶性风险 < 1%；O-RADS 3 提示卵巢囊肿恶性风险低，恶性风险为 1% 至 < 10%；O-RADS 4 提示卵巢囊肿恶性风险中等，恶

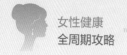
性风险为 10% 至 < 50%；O-RADS 5 提示卵巢囊肿恶性风险高，
恶性风险 ≥ 50%。

2. B 超检查"升级版"

女性朋友须明白，超声对于卵巢囊肿的诊断只是一种筛查和提
示，而不是确诊检查。比超声更准确的影像学诊断手段是盆腔增强
MRI 或盆腔增强 CT。如怀疑恶性肿瘤需做增强的盆腔 MRI 或 CT
检查，在需要时临床医生会提出做这方面的检查。而手术后的病理
诊断才是金标准，是最终说话算数的那个。

痛经事大，药品繁多，教你如何选择

张小姐每次来月经都"痛不欲生"，轻则腰酸腹痛，睡不
安，躺不平；重则食不下咽，冷汗直流，满地打滚。那么，是
什么原因造成了"痛经"？哪些药物可以缓解呢？

 小课堂

1. 痛经的原因

痛经分为原发性痛经和继发性痛经，原发性痛经的原因是月经
来潮时前列腺素分泌增多，作用于子宫平滑肌，造成子宫过度收缩
出现疼痛。继发性痛经则是由疾病所导致，如常见的子宫内膜异位
症和子宫腺肌病，通俗地讲就是子宫内膜长到了宫腔外面的任何
地方。

2. 治疗痛经的药物

原发性痛经治疗药物最常见的有布洛芬，值得注意的是，药物需要在月经来潮前1~2天提前服用，提前抑制前列腺素合成才能达到预期的效果。一旦痛起来再用药，就是"药倍功半"了。吲哚美辛栓剂也是止痛的一种很好的选择，优点是起效快，1分钟左右起效，止痛效果好，缺点是用药方式为直肠给药（塞肛门），不如口服方便。其他药物如短效口服避孕药，抑制排卵也会在一定程度上达到治疗痛经的效果。

继发性痛经，当属妇科病中的疑难杂症，很多女性多处求医仍不得妙法。其实，这种疾病多由子宫内膜异位症引发，由于该疾病的表现具有多样性，有的复杂程度让医生也无药可用，只能运用手术治疗了。除非是手术后控制复发，否则无论何种药物，对子宫内膜异位症和子宫腺肌病都是减小病灶、减轻症状，不能从根本上去除，同时所有药物都有副作用。因此，为了降低风险，需要专业医师指导用药，以达到预期效果。常见的药物有：非甾体抗炎药——吲哚美辛、布洛芬等，该类药物治疗轻微腹痛和痛经有良好效果；性激素抑制治疗——复方短效口服避孕药、孕激素、雄激素衍生物、促性腺激素释放激素拮抗剂（gonadotrophin releasing hormone antagonist，GnRH-a）等。

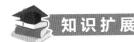

知识扩展

治疗痛经药物的优缺点

（1）非甾体抗炎药：吲哚美辛、布洛芬等。该类药物治疗轻

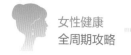
微腹痛和痛经有良好效果。

（2）性激素抑制治疗：复方短效口服避孕药、孕激素、雄激素衍生物、GnRH-a等。该类药物通过降低体内雌激素，阻止异位内膜的生长，使其萎缩、退化、坏死，以达到治疗目的。激素类药物已逐渐得到大众的接受，不再谈激素色变。下面就来谈谈这些药物的优缺点。

1）复方短效口服避孕药 [炔雌醇环丙孕酮片、屈螺酮炔雌醇片、屈螺酮炔雌醇片（Ⅱ）等]、孕激素（甲地孕酮、炔诺孕酮、地诺孕素等）：治疗期间每天1片，连续用药6个月左右，副作用较轻，口服药物操作方便，每天1次不容易漏服。主要副作用为偶有恶心、乳房胀、体重增加（水钠潴留），不规则点滴阴道出血。一般停药后都会恢复。

2）雄激素衍生物（达那唑、孕三烯酮）：止痛效果明显，缓解率达到95%以上。口服药物操作方便，需要每天服用2～3次。主要副作用和雄性化有关，如多毛、痤疮、头痛、潮热等，以及影响脂蛋白代谢、肝功能损害和体重增加等。一般用药不超过半年，长达数年的用药可考虑选择其他药物，以减少雄性化的表现和脂代谢异常导致的动脉粥样硬化的风险。

3）GnRH-a（亮丙瑞林、戈舍瑞林、曲普瑞林等）：药物治疗的明星产品，每28天注射1次，不会因为漏药影响治疗效果，但是价格相对昂贵。主要副作用为低雌激素状态导致的潮热、阴道干涩、性欲降低等，长期用药可能导致绝经症状出现和骨质丢失。停药后大部分症状可在短期内恢复。根据病情不同，有时会在用药期间添加一定量的雌激素，以减少副作用和骨质丢失。

误区解读

来月经期间不能喝咖啡

咖啡主要含有咖啡因，是一种中枢神经兴奋剂，适量饮用可以提神醒脑。通常一杯标准咖啡含有 40～100mg 咖啡因，长期过量服用（>300～400mg/d）才会产生一些不良反应，如心悸、高血压、呕吐、神经紧张等。所以，经期少量饮用咖啡没有不适感就可以了。

子宫腺肌病
真的很痛

检查结果都正常，为啥就是怀不上

玲玲从小属于"别人家孩子"，读书、工作一样没让父母操心，但结婚两年多了，肚子一直不见动静。这可愁坏了玲玲的父母，于是逼着女儿女婿做了些检查。B超和性激素6项正常，男方精液常规没有明显的异常，造影查了输卵管也算通畅。玲玲上网查来查去，这检查结果都正常，为啥就怀不上呢？

 小课堂

1. 什么是"不孕"

不孕发病率近年呈上升趋势，WHO 将不孕定义为夫妇规律性生活，未避孕超过 12 个月未妊娠。不孕又分为原发不孕及继发不孕，后者可继发于流产或异位妊娠等。原发不孕与继发不孕之间的

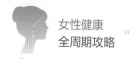

区别在于后者有过临床妊娠，但由于胚胎停育或异位妊娠等未能获得活产。生育相关因素中，年龄是重要因素，故 35 岁以上的女性试孕半年即可开始不孕相关检查。

2. 为什么"检查结果都正常"仍然怀不上

不孕相关检查应遵循夫妇同时进行，简单检查在先，复杂、昂贵或侵入性检查在后的原则。完整的病史询问和详细的体格检查，包括妇科检查非常重要。男方除了性功能就是精液常规检查。女方包括排卵因素的排查，可进行生殖激素测定、基础体温测定，结合B 超来监测排卵；盆腔因素的排查，主要是经阴道超声和子宫输卵管通畅度检查。以上检查无阳性发现，可初步诊断不明原因的不孕。此类不明原因的不孕其实还是存在潜在病因的，所以会出现"检查结果都正常却仍然怀不上"的现象，可进行进一步的检查，如宫腹腔镜等。另外，据统计，95% 的夫妇 3 年内可自然妊娠，不孕也许仅仅是"缘分未到"。

知识扩展

1. 生殖激素测定

女性生殖激素测定主要用于评估下丘脑 - 垂体 - 卵巢轴功能，包括卵巢排卵功能等。月经周期的不同时间段对应着不同的参考值范围。抗米勒管激素反映卵巢储备功能，常用于不孕女性的评估检查。

2. 基础体温测定

有人认为现代科技发达，一些"低级"的医疗手段可以废弃，或者认为基础体温测定会人为增加患者的紧张情绪。笔者的经验：基础体温测定简单无创，又无花费，掌握正确的方法，患者参与自己的诊治，量出有助于医生判断的曲线可以省去不少的麻烦。曾经有患者高温 18 天，却主诉"月经来潮"，要求继续下一周期的促排卵，从体温一看便知妊娠（非孕状态下的高温通常不会超过 14 天），在事实面前患者不禁庆幸自己"听话"，最终保胎成功。此外，超声在检测卵泡发育中也仅能作为参考，也有遇到 B 超提示卵子未排出，但体温已明显升高，最后验血结果显示孕酮已上升。

3. 关于腹腔镜检查

1986 年，WHO 提出腹腔镜检查是排除盆腔因素的金标准。资料显示，不明原因的不孕中，腹腔镜检查逾半数存在盆腔粘连或子宫内膜异位症微小病变。腹腔镜检查既是诊断手段，又兼具治疗的作用，对于盆腔粘连或子宫内膜异位症微小病变可以一并处理；对于盆腔反流的"经血池"，大量生理盐水的冲洗改善了盆腔内环境，有较好的助孕效果。有资料显示：腹腔镜手术术后 1 年的自然妊娠率 > 60%，其中即便是输卵管积水这种对输卵管破坏较大的病因，经腹腔镜下整形造口，术后自然妊娠率亦 > 25%。

 误区解读

男方为再婚、生育过，我有多囊卵巢综合征，不孕原因在我，男方不必检查

不少女性没有意识到生育是双方共同的目标，男方生育能力也可能因为外因内因而减弱甚至丧失。女方存在其他不利生育的因

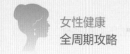

素，此时男方的评估更为重要——您一定不愿意看到多囊卵巢综合征排卵障碍促排治疗半年有排卵仍未受孕，最终发现男方是严重的少弱精子症。

保护宫颈，做好"三阶梯"评估

张阿姨今年50岁，平时身体很好，十几年没进过医院，如果不是女儿工作后坚持要求她进行一次全面体检，张阿姨怎么也想不到自己会查出妇科病。医生说，她是"HPV16型感染"，还严肃地告诉她，宫颈已经发生"癌前病变"了，需要立即完善阴道镜检查。如果病理报告提示了进一步病变，可能还要继续进行激光治疗或手术，甚至有切除子宫的可能。张阿姨听到"癌"字心乱如麻，为自己过去多次拒绝体检懊悔不已……

 小课堂 ● ● ● ● ● ● ● ● ● ● ● ● ● ●

什么是宫颈癌检查"三阶梯"

宫颈癌检查"三阶梯"，是筛查、诊治、管理宫颈癌的基本原则。

第一阶梯：细胞学筛查和 HPV 检查

细胞学筛查即宫颈细胞学检查，包括巴氏涂片、液基薄层细胞学检查（thin-prep cytology test，TCT）和液基细胞学检查（liquid-based cytology，LBC）。HPV 检查即人乳头瘤病毒检测，这是每个来妇科体检过的女性都会十分熟悉的一个英文缩写，它通常在进行妇科检查的同时完成取样，可谓简单易行。由于 HPV 感染目前仍是宫颈疾病发生的最主要因素，因此，仅 HPV 高危型阳性或宫颈细胞学异常的患者才需要进行第二阶梯的进一步检查。这两项检查都是宫颈病变的初步筛查。

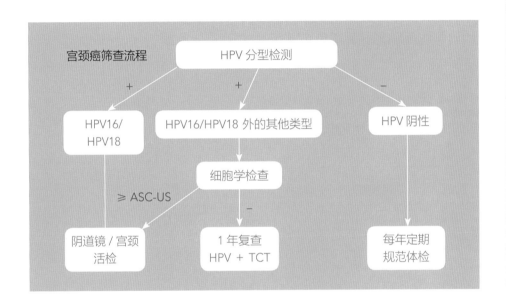

第二阶梯：阴道镜检查

阴道镜检查是利用特制的摄像镜头来观察和评价宫颈的病变情况，医生通过它能够直接肉眼观察到可疑病变的部位，并在该部位进行定位活检，能够提高宫颈疾病的确诊率，发现第一阶梯所不能提示的更高级别病变。

第三阶梯：病理学检查

病理学检查将阴道镜引导下活检组织送检，最终获得病理学诊断，是宫颈癌及癌前病变确诊的最终标准。

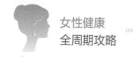
 知识扩展

1. 预防 HPV 感染，我能做什么

性传播目前仍是 HPV 传播的主要原因，性生活频繁、多个性伴侣者尤其应该注意。无生育计划的人群正确使用安全套是预防 HPV 感染的有效措施。

HPV 疫苗接种：世界卫生组织推荐 9 ~ 45 岁人群接种，并且认为 HPV 疫苗接种的最佳年龄为 9 ~ 13 岁。目前，我国获批上市的有二价、四价、九价 HPV 疫苗。

2. HPV 阳性，我应该怎么办

（1）立即完善进一步检查，排除宫颈疾病。

（2）药物治疗：目前针对清除人乳头瘤病毒，尚无特效药，干扰素、阴道乳杆菌制剂、中药等均仅有辅助作用。

（3）增强自身免疫力：面对任何病毒的入侵，增强自己的免疫能力一直是第一要务。当机体免疫力较强时，HPV 感染可在 1 ~ 2 年内自行消除。通过保持均衡的营养、适当的运动量、积极健康的心态，可将 HPV 感染扼杀在萌芽中。

 误区解读

宫颈癌检查"三阶梯"异常，就是离宫颈癌不远了

错！

宫颈癌是仅次于乳腺癌的全球女性第二大癌，一旦确诊需要立即进行手术治疗。但是，从出现高危型 HPV 感染到宫颈发生癌

变，通常还有很长的距离！

通过第一阶梯的细胞学检查，我们能够识别出已经病变宫颈所处的不同发展阶段，它们包括"低级别宫颈鳞状上皮内病变"和"高级别宫颈鳞状上皮内病变"。其中，低级别病变转化为宫颈癌的情况十分少见，大多数通过药物或物理治疗后能够自行逆转；而确诊高级别病变者才应尽快进行局部手术切除病变，防止"癌前"病变转化成真正的"癌"。当然，通过宫颈病变三阶梯评估，也能有效实现宫颈癌的早发现、早诊断、早治疗，大大提高宫颈癌患者的预后。

更年期月经失调不可怕，
科学管理远离子宫内膜癌

张阿姨是个非常细致的人，平时会把生活起居都安排得非常好，并规律遵守，连月经的日子，每个月都是非常准时的，她一直非常引以为傲。但最近的一件事让她头痛不已，从去年底开始，张阿姨的月经就开始不太正常，有时 2～3 个月不来，有时又滴滴答答的，这让张阿姨非常苦恼。经常学习医学科普知识的张阿姨也知道，异常子宫出血有患癌的风险，因此只要月经跟以往有点不一样，她就第一时间赶到医院做 B 超，诊刮也来来回回折腾了几次，病理都是好的，医生告诉她是"绝经过渡期"，也就是"更年期"的原因。但是下一次月经不正常时，还是不放心，生怕哪次漏诊生癌了，折腾了几次，

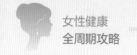
身心俱疲。张阿姨也疑惑了，到底"更年期"月经失调要看还是不要看啊？

 小课堂 •••••••••••

1. "更年期"的月经"乱来"

绝经过渡期也称"更年期"，是指卵巢功能开始衰退至最终月经停止的阶段，意味着女性的生育时期马上就要结束了，多数发生在 45 ~ 55 岁之间。究其原因，是卵泡"存货"使用殆尽，卵巢排卵功能丧失和循环血液中雌、孕激素水平下降引起的。

那么，"更年期"的月经是怎么"乱来"的呢？我们知道，月经失调的几种表现：①月经周期异常：月经的间隔时间变长了或变短了。②持续时间异常：月经期出血的时间变长了或变短了。③月经出血量异常：月经期出血的量变多了或变少了。

进入"更年期"的女性，由于卵巢储备功能降低，会发生稀发排卵或无排卵，没有排卵，就没有孕激素分泌，容易造成内膜不剥脱或剥脱不全，所以会月经量减少、周期延长。时间长了，连雌激素也不分泌了，内膜土壤一片贫瘠，月经彻底不来，也就绝经了。也有部分情况，月经长期不来，内膜持续增厚，有一天绷不住了，造成大量出血的情况，这时需要尽快就医。

2. "更年期"月经"乱来"的原因

从某种角度讲，女孩一出生就很"富有"。刚出生时每个女性约有 300 万个卵泡，到青春期时减少至约 40 万个，但只有少部分的卵泡能够在激素的作用下发育成熟，通常每位女性在育龄期内只能排放约 400 个成熟卵子。

"更年期"是女性卵巢从旺盛向衰竭的过渡阶段。卵巢就好比是个大型仓储物流，育龄期时，仓库的储备大，里面的卵泡真是"好又多"，一个月从一群小卵泡里选一个发育成熟，出一次货，规律准时！但是，到了更年期，经过前半生的一通挥霍，卵泡已所剩无几。可是卵泡这个东西是娘胎里带来的，这辈子就这么多。这下卵巢转身成了"老赖"，不但不能按时交货，而且质量堪忧，那可不就是时有时无了。有时候搜遍家底，几个月也没有卵泡存货，突然发现还有个"压箱底"的优质卵泡，一激动，激素也波动，内膜可受不了这忽高忽低的指令，可不就经量爆增、连绵不绝了。老这么折腾也受不了，久而久之，实在没有卵泡了，干脆歇业，也就绝经了。

 知识扩展

1. "更年期"出现月经紊乱的风险

更年期虽然经常月经紊乱，但这不代表更年期的月经紊乱都是正常的。事实上，月经紊乱确实有患子宫内膜癌、宫颈癌或者卵巢癌等风险，尤其是子宫内膜癌。另外，子宫肌瘤、子宫腺肌病、子宫内膜息肉等，都有可能造成阴道出血。如果经过检查，其他因素都排除了，那才能按更年期月经紊乱治疗。

如何初步排查出血原因呢？常规四件套：妇科检查、B超、抽血、TCT。妇科检查，检查出血部位；B超排查有没有内膜增厚、子宫肌瘤、子宫腺肌病或者宫腔占位、肿块等；抽血查体内激素水平，看有没有到更年期，以及卵巢储备功能是否已下降；最后，定

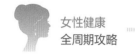
期癌症筛查，HPV 检测和 TCT 等排查宫颈病变。

2. "更年期"月经失调科学管理，远离子宫内膜癌

既然更年期月经失调有患子宫内膜癌的风险，那么如何科学管理，远离子宫内膜癌呢？

首先，定期体检，及时排查，积极治疗子宫内膜增生。定期体检，及时发现身体潜在的危险信号。如果体检发现内膜异常增厚或者宫腔占位，则需要及时排查，除外内膜癌。可通过宫腔镜、诊刮或内膜吸取活检术等方法送子宫内膜组织进行病理评估。内膜病变按照不同的病理类型可分为无不典型增生的子宫内膜增生（子宫内膜单纯性增生、复杂性增生）以及子宫内膜不典型增生，到了不典型增生，即癌前病变，就要特别注意了，下一步就是子宫内膜癌。无不典型增生的子宫内膜增生及时采用孕激素治疗，可以完全逆转。到了不典型增生或者子宫内膜癌，就需要手术治疗了。

其次，科学处理更年期症状。由于雌激素水平下降，很多更年期女性会出现不同程度的头晕眼花、潮热盗汗、失眠烦躁等症状。更年期月经失调，尚未排除内膜增生病变或内膜癌的患者，切忌随意使用含雌激素的药物或食物，可能促进内膜病变的加重，甚至内膜癌的浸润、转移。

最后，保持良好的心态和生活节奏，管好嘴，迈开腿。我们经常发现女性一旦到了更年期，就会迅速变胖，这是由于雌激素水平降低，影响人体脂肪代谢，使得脂肪堆积。而研究表明，肥胖是子宫内膜癌的独立危险因素。体重超过正常标准的 15%，发生子宫内膜癌的风险足足增加 3 倍！所以说，良好的生活、饮食方式和做好

体重管理对更年期女性尤为重要。少坐多动，每天有 30 分钟以上的有氧运动，一周坚持 4～5 次，能改善心肺功能，提高抵抗力和免疫力，帮助控制体重。

保持良好的心态，正确认识更年期月经失调和各种症状，定期体检，及时对症排查和治疗，遵医嘱合理用药，遵循良好的生活方式和体重管理，助你远离子宫内膜癌！

 误区解读

更年期月经都乱了，不会怀孕

很多更年期的女性都存在"更年期"＝"绝经"，所以更年期就不用避孕的误解。要知道，更年期相当于开始要绝经了但还没有完全绝经的过渡阶段，还是可能间断排卵的。而且更年期月经紊乱，很难判断具体排卵日。假如一个"凑巧"，就可能"老来得子"哦！所以，更年期也是要科学避孕的。一般我们建议已经放置宫内节育器的女性，在完全绝经后 1～2 年取环，也是这个道理。

沉默的杀手，卵巢癌

王老师今年 52 岁，已经绝经 3 年了。今年下半年开始感到乏力，偶有下腹胀，最近两个月突然发现肚子明显大了，胃口也不好。来医院检查，发现大量腹水，B 超提示左侧卵巢囊

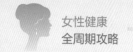
实性肿块 12cm×8cm，血供丰富，肿瘤指标糖类抗原 125（carbohydrate antigen 125，CA125）也高得吓人，居然有 1 103U/ml。医生初步诊断为盆腔包块性质待查：卵巢癌？建议手术治疗。王老师平常身体很好，每年都参加单位组织的体检，均未见明显异常。距离上次体检只有 7 个月时间，这么大的病，为什么 7 个月之前体检查不出来？王老师很纳闷。

 小课堂 ● ● ● ● ● ● ● ● ● ● ● ● ●

1. 什么是卵巢癌

卵巢恶性肿瘤，在我国是女性发病率排第三的生殖系统恶性肿瘤，其死亡率却高居首位。女性常见的卵巢恶性肿瘤可具体分为卵巢上皮性肿瘤、生殖细胞肿瘤、性索间质细胞瘤、卵巢转移性肿瘤等，其中 80% 以上是卵巢上皮性肿瘤，也称卵巢癌。老百姓普遍用卵巢癌泛指所有病理类型的卵巢恶性肿瘤。

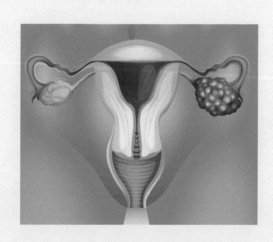

2. 为什么卵巢癌难以早期发现

宫颈癌和子宫内膜癌，大部分患者在早期即可出现阴道出血、同房后出血等症状，患者得以重视而早期就诊。相比之下，卵巢癌早期缺乏特异性的临床症状。部分患者可表现为腹胀、腹痛、尿频、腹部增大等症状，容易被忽视或去内外科就诊而延误卵巢癌的及早诊断。70% 的卵巢癌患者就诊时已经是Ⅲ期甚至Ⅳ期，也就是俗称的晚期卵巢癌。与宫颈癌和子宫内膜癌相比较，卵巢癌治疗效果整体欠佳，卵巢癌患者中占比最高的Ⅲ期和Ⅳ期患者的 5 年生存率只有 30% ~ 40%，患者需要反复接受手术、化疗、免疫治疗等综合治疗措施，需要打持久战。所以卵巢癌被称为"沉默的杀手"，一是够隐蔽，二是够凶狠。

 知识扩展

1. 卵巢癌的常规筛查方法有哪些

卵巢癌的筛查，主要有以下手段：妇科超声检查，以及抽血检查肿瘤标志物如 CA125、人附睾蛋白 4（human epididymis protein 4，HE4）等，但目前尚不能有效、及时地筛查出早期卵巢癌。即使增加筛查频率，由每年一次增加到 3 ~ 6 个月一次，也不能有效提升筛查效率，反而增加了就医花费，不能匹配获益。

2. 卵巢癌与遗传学的关系

大约 10% 的卵巢癌与遗传相关。有家族遗传性卵巢肿瘤风险基因突变者，如遗传性乳腺癌 - 卵巢癌综合征的 *BRCA1*、*BRCA2* 基因，林奇综合征的 *MLH1*、*MSH2*、*MSH6* 等基因，波伊茨 - 耶格

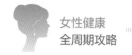

综合征的 *STK11* 基因等，终身患卵巢癌的风险升高。因此，如果家里有亲属曾不幸被诊断了乳腺癌、卵巢癌或多发性肠息肉等，则需要提高警惕，及时咨询医生。

3. 什么是预防性卵巢输卵管切除术

高风险人群在进行遗传咨询后，可考虑行降低卵巢癌风险的预防性卵巢输卵管切除术，比加大筛查密度更能让患者获益。如对于携带致病性 *BRCA1* 基因突变的患者，国际指南建议完成生育后，在 35～40 周岁完成预防性双侧卵巢输卵管切除术；对于携带致病性 *BRCA2* 基因突变的患者，则建议完成生育后，在 40～45 周岁完成预防性双侧卵巢输卵管切除术，根据具体情况可考虑是否同时行子宫切除。

 误区解读

一旦确诊卵巢癌，就不可能再保留生育功能

有生育需求的卵巢癌患者符合一定条件，可以保留生育功能。如患者年轻要求保留生育功能，对于 IA 或部分 IC 期卵巢上皮性癌，可行单侧附件切除 + 全面分期手术，保留健侧附件和子宫。术中再根据快速冰冻病理诊断，进行手术评估及决策。对于临床判断为 IB 期的患者，可行双侧附件切除 + 全面分期手术，保留子宫。性索间质瘤、交界性肿瘤等特殊病理类型的卵巢癌，可行单侧附件切除 + 全面分期手术，保留健侧附件和子宫。有生育要求的任何期别的恶性生殖细胞肿瘤，如果子宫和对侧卵巢正常，都可以保留生育功能，等完成生育后，再完成分期手术。（Ⅰ期：指癌局限于卵巢；ⅠA期：指癌局限于单侧卵巢；ⅠB期：指癌局限于双侧卵巢；ⅠC期：指肿瘤局限于单侧或双侧卵巢，但伴有以下任何一项：手术中肿瘤破裂、卵巢肿瘤自发破裂或腹水/腹腔冲洗液阳性）

答案：1. D；2. D；3. √

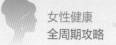
健康知识小擂台

单选题：

1. 以下哪种做法是正确的（　　）

    A. 盐水清洗外阴

    B. 蒸汽熏烫私处

    C. 冲洗阴道

    D. 使用温水及偏中性的清洁液清洗外阴

2. 属于盆腔炎高危因素的是（　　）

    A. 性活动频繁　　　　　B. 经期同房

    C. 多个性伴侣　　　　　D. 以上都是

判断题：

3. 雄激素可以用来治疗痛经。（　　）

令人困扰的妇科
疾病自测题

（答案见上页）